实用膏方

主 编：姚卫海

编 委：毛克臣　王　北
　　　　王新颖　曲剑华
　　　　吴剑坤　李大军
　　　　陈占功　宫晶书
　　　　祝　勇　常　峥
　　　　常　彪

华龄出版社

责任编辑：林欣雨　阎祯圆
装帧设计：李未圻
责任印制：李未圻

图书在版编目（CIP）数据

实用膏方/姚卫海主编 . —北京：华龄出版社，
2013. 12
ISBN 978-7-5169-0413-8

Ⅰ.①实… Ⅱ.①姚… Ⅲ.①膏剂－方书－中国
Ⅳ.①R289. 6
中国版本图书馆 CIP 数据核字（2013）第 310010 号

书　　名：实用膏方
编　　者：姚卫海　主编
出版发行：华龄出版社
印　　刷：北京画中画印刷有限公司
版　　次：2014 年 1 月第 1 版　　2014 年 1 月第 1 次印刷
开　　本：720×1020　1/16　　印　　张：14.75
字　　数：150 千字　　　　印　　数：1～3 000册
定　　价：30.00 元

地　　址：北京西城区鼓楼西大街 41 号　邮编：100009
电　　话：84044445（发行部）　　传真：84039173
网　　址：http://www.hualingpress.com

目　　录

第一部分　总　　论

第二部分　各　　论

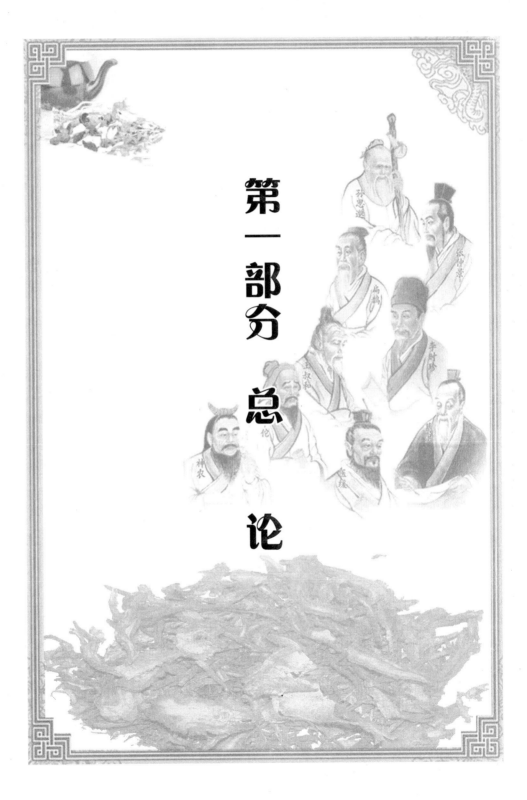

第一部分 总论

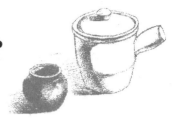

膏方简介

膏方发展历史

膏方亦称膏剂、膏滋，为中医丸、散、膏、丹、酒、露、汤、锭等常用剂型之一，其中的膏剂又分为外用的膏药和内服的膏方。

膏剂应用由来已久，最早应用的是外用膏剂，《山海经》中就记载了豨羊脂，涂搽皮肤以防皲裂，可以说是最原始的膏药。《周礼·天官·庖人》"夏行腒鱐膳，膏臊"，郑玄注引汉郑司农曰："膏臊，豕膏也，以豕膏和之。"《后汉书·东夷传·挹娄》"冬以豕膏涂身，厚数分，以御风寒。"《灵枢·痈疽》篇说："痈发于嗌中，名曰猛疽。猛疽不治，化为脓，脓不写，塞咽，半日死。其化为脓者，写则合豕膏，冷食，三日而已。"《内经》中的这段记述可能是膏剂内服的最初记载。

东汉张仲景《金匮要略》记载的大乌头煎、猪膏发煎则是内服膏方。其"腹满寒疝宿食病篇"中的"大乌头煎"，从它的煎取方法来看，也是将药汁煎熬去水分加蜜、胶的膏类药称为"煎"的开始。"寒疝绕脐痛。若发则白津出。手足厥冷。其脉沉紧者。大乌头煎主之。""乌头（大者五枚熬去皮不必咀）上以水三升。煮取一升。去滓。内蜜二升。煎令水气尽。取二升。强人服七合。弱人五合。不瘥。明日更服。不可一日更服。"《金匮·黄疸病脉证并治第十五》："诸黄，猪膏发煎主之。""猪膏发煎方，猪膏（半斤）乱发（如鸡子大三枚）上二味。和膏中煎之。发消药成。分再服。病从小便出。"晋代葛洪《肘后备急方》诸膏方制剂有用苦酒（即醋）与猪油作溶剂的特点，药制成后，既可外用以摩病处，又可内服。

南北朝时期，陶弘景对膏剂的制作作了详尽的描述，提出根据疾病情况来确定投药剂型和给药途径的理论，指出"疾有宜服丸者，宜服散者，宜服汤者，宜服酒者，宜服膏煎者，亦兼参用，察病之源，以为其制耳"

（《本草经集注·序录》）。

唐代，医药学飞速发展，不仅有孙思邈的《备急千金要方》、《千金翼方》和王焘的《外台秘要》这样的个人著作，唐朝政府也很重视并组织编写医方药书，如唐代官修的《新修本草》。此时膏剂的加工工艺不断完善，应用范围逐渐扩展。当时的医家们把外用药膏称为"膏"，而将内服膏剂称为"煎"，如苏子煎，将药味捣碎，取汁，去滓，熬如脂状，纳蜜，煎如饴状，治阴虚咳喘已久，功能养阴润肺，降气化痰。其制作方法与现代膏剂大致相同。另外膏剂不仅用于治病，逐渐还有用于补虚、康复、养生抗衰老的记载。诸书中所载"杏仁煎"、"鹿角胶煎"、"地黄煎"、"枸杞煎"等均为当时的补虚康复、养生延老的膏方。

宋代因为官方重视，涌现出大量官修、私撰的方书，其中记载了大量的膏剂，用途日趋广泛。如南宋《洪氏集验方》收载的琼玉膏，由生地黄、人参、茯苓和白蜜组成，治虚劳干咳，是一首著名的膏方，至今仍为临床沿用。

金元时期，百家争鸣，众多医著中记载了不少疗疾补虚的膏方，膏剂的制作工艺日趋完善。如《东垣试效方》治疗偏头痛之"清空膏"，《世医得效方》之"地黄膏"、"蛤蚧膏"，《丹溪心法》之"消渴方"用黄连、花粉、生地汁、牛（人）乳汁、姜汁、藕汁、蜂蜜调膏治消渴等。这其中朱丹溪提出的"倒仓法"是一个比较奇特的膏方治疗方法，甚至影响到后世医家。"以黄牡牛肉择肥者，买一二十斤，长流水煮糜烂，融入汤中为液，以布滤出渣滓取净汁，再入锅中，文火熬成琥珀色则成矣。每饮一盅，少时又饮，如此者积数十盅，寒月则重汤温而饮之。病在上者，欲其吐多；病在下者，欲其利多；病在中者，欲其吐下俱多，全在活法而为之缓急多寡也。须先置一室明快而不通者，以安病人，视所出之物，可尽病根则止……睡一二日，觉饥甚，乃与粥淡食之；待三日后，始与菜羹自养；半月觉精神焕发，形体轻健，沉疴悉安矣。"这是一种牛肉熬制成的内服膏剂，

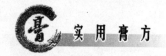

与一般膏剂不同，它的作用是催吐和导泻。朱丹溪认为"肠胃为市，以其无物不有，而谷为最多，故谓之仓，若积谷之室也。倒者，倾去积旧而涤濯，使之洁净也……糟粕之余，停痰瘀血，互相纠缠，日积月深，郁结成聚，甚者如核桃之瓤，诸般奇形之虫，中宫不清矣，土德不和也。诚于中形于外，发为瘫痪，为劳瘵，为蛊胀，为癫疾，为无名奇病。"治疗这些顽痰、瘀血郁结而成的怪病，用"倒仓法"推陈致新常能获得奇效。朱丹溪自叙"其方出于西域之异人"，他曾用此方治愈他的老师许文懿的怪病，在其《格致余论》一书中专做"倒仓论"详载其事。至明代韩懋对"倒仓法"进行了再创造。韩氏将黄牛肉加黄酒熬炼成膏剂，称之为"霞天膏"，可预先制备且方便保存。韩氏还将"霞天膏"配合辨证用药入煎剂，以治疗沉疴痼疾、癫狂风痫、痞积疮疡、一切有形之病及妇人症瘕。扩大了"倒仓法"的应用范围，也更符合辨证论治原则。

膏方发展至明代已进入成熟阶段。膏剂的制作方法——煎汁、浓缩、加糖蜜或胶类收膏，已成为标准工艺流程。这时期膏方得到了迅速的发展，其中许多膏方沿用至今，如《本草纲目》的益母草膏、《寿世保元》的茯苓膏等。明代医家大都注重血肉有情之物调补身体，认为能"延年益寿，填精补髓，发白变黑，返老还童"，如"龟鹿二仙膏"（鹿角、龟板、枸杞子、人参）等著名的抗衰老膏方。此时的膏剂已从药用延伸到膳食调养。

清代，膏方已成为临床治疗疾病的常用剂型，广泛应用于内、外、妇、儿科。在宫廷中也广受欢迎，《清太医院配方》和《慈禧光绪医方选议》均收录了很多膏方，如菊花延龄膏、扶元和中膏、明目延龄膏、润肺和肝膏、理脾调中化湿膏、清热养肝和络膏等。这时还出现了膏方专著——《理瀹骈文》（清代吴尚先著）。书中对膏方的治病机制、应用方法，尤其在制备工艺上均进行了详细的论述和较完整的总结。

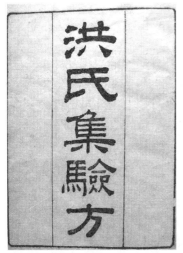

晚清无锡名医张聿青（1844～1905）医案中专有"膏方"一卷，收录27个典型病案，其用膏方治疗内、外、妇、儿各科疾患，用药以扶正祛邪为主。对于肝肾不足需

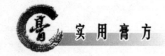

要滋补，但又胃纳不开的病人，他提出："宜先用通补煎剂以治肝胃，俟胸宽纳谷渐增，再以膏剂养肝之体……先服煎药方，俟胸膈舒畅，饮食渐增，然后服膏。"其中"煎膏并用"的原则，显示出高超的临床技艺。其门人周小农亦善用膏方。浙江名医陈良夫（1869—1920）《颖川医案》中也单列"膏方"卷，记载23个验案，其中22个方案都是"煎膏并用"。这些医案从不同侧面反映了当时医家运用膏方的经验。

一直以来，膏方以其口感好、易于贮存的特点，流行于江南地区。近年，随着人民生活水平逐渐提高，慢性病发病率不断增加，特别是"治未病"理论深入人心，适合于慢病调养、养生健身的膏方发展进入新阶段，突出表现为应用范围不断扩大，受益群体日益增加，研究成果不断涌现。首先是出现了全国"膏方热"，江南各家医院率先开设了膏方门诊，根据体质辨证施膏、分季节调养的新理念，引发民众热捧，出现排队购药的热潮。之后"南膏北进"，北方许多医院相继效仿，亦大受欢迎。在群众性的"膏方热"的同时，中医药业内人士也开展了旨在发挥中医药特色优势，推动膏方产业发展的系列活动，如中华中医药学会、中国中药协会等单位共同开展了"中医膏方人才培养计划"，计划在三年内为全国103家治未病中医院，每个医院培养出5～10位膏方专家。在计划的带动下，中华中医药学会成立了膏方专家协作组，组织了多次膏方培训班、论坛及膏方文化节。有关膏方的著作论文纷纷涌现，研究水平逐渐提高。

膏 方 简 介

膏方一般是以较大复方汤剂为基础，根据病人的不同体质、不同临床表现而确立处方，药物经过浓煎后，兑入某些特殊辅料而制成的一种稠厚的膏状物。膏方为中医常用剂型之一，其中的膏剂又分为外用的膏药和内服的膏方，通常所说的膏方主要指内服的膏剂，外用的膏药不在本节讨论范畴。内服膏剂大多用于保健预防，调养慢性疾病等方面。

膏方以补为主，补治结合，通过扶正补虚，辅以祛邪，纠正人体整体功能的偏盛偏衰，恢复人体的阴阳平衡，达到"阴平阳秘，精神乃治"的摄护养生最高境界，从而达到防病治病、延年益寿的目的。

膏方配方用药相当考究，选用优质的道地药材；工艺独特，制备严格，加工精细。一般都是具有多年膏方加工资历的老药师把关、加工制作。因此，膏方具有色、香、味俱佳，口感好，性状稳定，体积小，携带服用方便等特点，是高级营养滋补品，并能够显现出预防和治疗疾病的综合作用。在上海、江苏、浙江等地区深受广大人民的喜爱，成为冬令滋补、治疗佳品。

膏方既可以是一味药的单方，又可以是群药的复方，单方是单独使用一味药物制成的膏方，如用白术治疗脾气虚证，用熟地黄治疗肾阴虚证等。临诊医师根据患者的病情和体质等，将两种以上药物配伍使用，就是复方。复方可以利用药物之间的相互协同作用，更好地增进疗效，减轻和消除部分药物的峻烈或滋腻之性，使膏方达到更好的治疗效果，并利于长期服用。在治疗效果上，单方药简力专，针对性较强；复方药宏效广，对较复杂的病证可以全面兼顾，临床上都是根据患者的具体病情辨证使用。

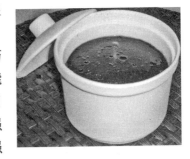

临床一般以复方为多。将两种以上药物，按病情和配伍原则组成膏方，使药物能够协同作用，以达到治疗或预防疾病的目的。如同时使用天门冬与麦门冬，可以增强养阴润燥的作用；党参与黄芪同用，可增强补气健脾的作用；旱莲草与女贞子同用，能够增强滋补肝肾的作用等。此外，药物同用还可以减轻某些药物的毒副作用，如术附膏中用蜂蜜可缓解或降低附子的燥性，补气养血膏中在使用党参、熟地黄、枸杞、黄精等滋补药的同时，佐以陈皮既可以理气和胃，又能够克服滋补药可能引起的滋腻之弊。

临床开具膏方，一般多在汤剂诊治有效之后，以有效的汤方为基础运用膏方。对于膏方的用药味数、每味药物的具体剂量以及膏方的总量没有明确规定，各医家都是根据患者的具体情况而裁定。总的来说，膏方用药量是依照汤方的剂量成比例增加，增加量通常是10~14倍。一般每剂汤方用药味数大约在20~40味左右，重量一般在200g左右（个别治疗老年或慢性病的汤药重量还要大一些）。因一料膏方一般要服用1~2月，如药量太少，恐熬出的膏方不够服用，且药量过少膏方也不易制作。若天气暖和或患者病情较轻者，用药剂量可酌情减少。

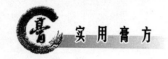

膏方的药物组成和膏方分类

膏方多是大方、复方，组成药物众多，且组方有一定的要求，一般由中药饮片、胶类、蜂蜜、饴糖等组成。

一、中药饮片

中药饮片是膏方中起主要治疗作用的药物，是膏方的主体部分，是医师通过望、闻、问、切等综合辨证分析后，根据患者的不同体质和不同病情所开出的处方。一般需要辨证施治，同时根据个人情况而有所不同。

膏方中的中药配伍组成繁杂，考虑因素众多，尤其要综合考虑膏方"疗疾"和"补虚"的双重性。一般膏方的中药药味比通常的处方药味品种多，且药物剂量要满足膏方服用时间内的有效剂量。通常情况下，一剂膏方的中药饮片一般在 20～40 味左右，重量一般在 3～5kg。药味过少则药量不足、功效难求；过多则可能造成处方"大而全"，治疗用药轻重不分，难以达到其治疗的特定目的，造成对中药有限资源不必要的浪费。

膏方以"补"为主，一般补益药物占重要地位，或补气，或养血，或滋阴，或补阳，临诊医师根据患者的具体情况进行整体调整，针对脏腑之虚实和阴阳气血不足进行调整，最终达到阴平阳秘、气血调和、脏腑健旺的目的。

膏方中常用的补益药有人参、黄芪、熟地黄、麦门冬、鹿茸、冬虫夏草、藏红花、阿胶、龟板胶、鳖甲胶、海龙、海马、紫河车等一些名贵药材，同时配合使用理气、化湿、清热、祛瘀等药物，达到补中有清、动静结合，以增强滋补的效果。

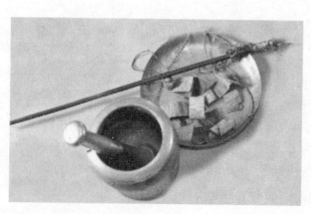

膏方除了补虚，还需疗疾，因此，膏方中还有对症治疗的药物。这一类药物针对患者当

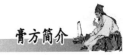

时的主要病证，以祛邪为主，兼顾滋补。慢性病患者病程长，常常会出现"因虚致瘀"或"因瘀致虚"，最终导致"虚实夹杂、气虚血瘀"等情况，故选择膏方需一边施补，另一边要治标，结合疾病性质及症状选用相应药物进行调理，辨证施治。或活血祛瘀，或润肺化痰，或清热解毒，或健脾化湿，以祛除病邪，充分发挥补益药的疗效。

膏方内的滋补药多具滋腻黏滞之性，久服多服会影响脾胃的运化功能，故一般膏方内多含有陈皮、砂仁、焦山楂、炒麦芽、苍术、白术等理气健脾药，以增强脾胃的运化功能，促进膏方药物的吸收，防止滋补药物久服碍胃，使之补而不滞。

二、 胶类

阿胶、龟板胶、鳖甲胶、鹿角胶等胶类中药是膏方加工中常用的药物，在膏方配伍中使用胶类药物，使其具有较好的滋补作用，如阿胶能够补脾润肺、养血补血，鹿角胶可温肾助阳、生精补髓，鳖甲胶擅长于滋阴潜阳等。另一方面胶类药物还有助于膏方制备中的收膏（固定成形）。

各种胶类药物在膏方中的配伍应用，是由临床医师根据患者的不同体质及病情，按照各种胶的不同功能主治辨证选用。可以一胶单用，也可以视需要按一定比例数胶合用，一般一剂膏方中胶类的总量为 250～400g，一些低糖或不加糖的膏方，可适当增加胶的配伍量，总量增至 400～600g，以保证收膏成形的效果。另外，在临床应用中，如果有些患者宜清淡少补，那么在膏方配伍中也可以制成没有胶类的清膏。

胶类一般先将其破碎成小块，然后用黄酒浸泡、软化，再隔火加热，蒸或炖至烊化，收膏时兑入。制作膏方用的黄酒一般选用质量上乘的绍兴黄酒如绍兴加饭酒、绍兴黄雕酒、会稽山黄酒等，俗称"老酒"，一般每500g 胶剂用 300～500ml 黄酒浸泡。酒性味甘辛而大热，具有活血通络、温中散寒等功效，膏方用黄酒溶胶，有助于膏方药物在体内的运化吸收，还可祛除胶类药物的腥膻之味，黄酒不仅是膏方中的药物组成成分，同时还兼有矫味剂的作用。

三、 糖类

指冰糖、白糖、赤砂糖、饴糖、蜂蜜等膏方加工中常用的各种糖。膏方中配伍糖不仅能掩盖药物的苦味，矫味矫臭，改善口感，糖还有一定的补中缓急作用，使膏方易于吸收。此外高浓度的糖还具有一定的防腐作用，使膏方易于保存。糖与胶类药物相似，同样有助于膏方的固定成形。各种糖在品质和功效上略有差异，应根据辨证需要，在膏方配伍时单用糖或者单用蜂蜜，或视需要糖和蜂蜜并用。

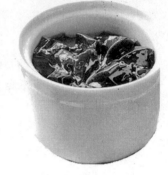

　　一剂膏方中糖的配伍用量有一定的比例，一般不超过中药提取浓缩所收得清膏量的 3 倍。通常情况下，一剂膏方可用 0.5kg 的饴糖或冰糖，或者 0.25kg 的饴糖配合 0.25kg 的冰糖收膏，若单用蜂蜜或饴糖收膏其用量也分别控制在 0.5kg 左右。实际使用中，医生处方用饴糖或冰糖收膏的同时，往往根据患者的个体情况，再选用 200～300g 蜂蜜与其合用，以期与中药功效相得益彰。

　　对于一些低糖摄入的特殊人群，主要是糖尿病患者，处方时可选择一些低热量的甜味剂，替代部分或全部蔗糖。常用的有元贞糖、木糖醇、甜菊糖、阿斯巴糖等，以增加膏方的甜味，改善口感，且不会提高患者血糖的水平。甜味剂的用量必须严格按照产品的使用说明，按量取用，不得随意超量，以免产生副作用。

　　各种糖在膏方制作前，应按照糖的种类和质量加适量的水炼制。炼糖是为了使食糖的晶粒溶融，去除水分，净化杂质，并杀灭微生物，同时，炼糖可以使糖出现部分转化，防止膏方久贮出现"返砂"。

1. 冰糖

冰糖是用白砂糖加工而成的结晶，形状似冰块而得名，质量要优于白砂糖。冰糖性味甘、平，入肺、脾经，具有补中益气，和胃润肺的功效，对肺燥咳嗽、干咳无痰、咯痰带血都有很好的辅助治疗作用。

2. 饴糖

饴糖是一种稠厚液体状的糖，又称"麦芽糖"，由米、大麦、小麦、粟米等粮食经麦芽作为催化剂使淀粉水解、转化、浓缩后而制得的糖。饴糖性味甘、温，归脾、胃、肺经，具有缓中、补虚、生津、润燥的功效，临床用于虚寒性胃痛、肺燥干咳无痰以及大便秘结等。

3. 赤砂糖（红糖）

赤砂糖是一种没有经过提纯处理的糖，又称红砂糖或黄糖。赤砂糖中钙、铁等元素的含量是白糖的 3 倍，含有多种维生素和锰、锌等微量元素，营养价值比白糖要高，具有益气、缓中、助脾化食、补血养血的功效，兼具散寒止痛作用，用于妇女体虚受寒痛经等症或产后调理，以及年老体弱、大病初愈、儿童及贫血患者的疗虚进补，但含杂质相对较多。

4. 蜂蜜

蜂蜜是蜜蜂采集花粉酿制而成，其质量因蜜蜂的品种、花源、地理环境等不同而有差异。蜂蜜中 70% 的物质是果糖和葡萄糖，另含有少量的蔗糖、麦芽糖、有机酸、多种维生素、酶类、多种矿物质等丰富的营养成分。蜂蜜生则性凉，熟则性温，生蜜一般需要经过加热炼制成熟蜜方可使用。熟蜜又称"炼蜜"，药性甘而平和，气味香甜，归脾、肺、大肠经，具有补中缓急、润肺止咳、滑肠通便、解毒的功效，临床用于肺虚久咳、肺燥干咳、体虚津枯之肠燥便秘、倦怠食少、脘腹疼痛等。

除了胶类和糖类之外，膏方中还可以根据需要适当加入一些其他辅料，如西洋参、野山参、西红花、枫斗（铁皮石斛）、蛤蚧、冬虫夏草、海马、紫河车粉、芝麻、胡桃肉等。

至于膏方的分类，根据膏方制作过程中是否加入蜂蜜可以将膏方分为清膏和蜜膏，中药煎煮浓缩后直接收膏者为清膏，收膏时加入蜂蜜称为蜜膏（又称"膏滋"）。后者尤其适合年老体弱、有慢性病患者。根据膏方中是否含有动物胶或胎盘、鹿鞭等动物药，可将其分为素膏和荤膏。素膏由中草药组成，不易发霉，四季均可服用，荤膏中则含有动物胶（或动物药），多属温补之剂，且不易久存，一般冬季服用。

膏方的制作

千百年来，中医在膏方的制备方面，积累了丰富的理论知识和加工经验。这些内容，一部分记载在有关的中医药典籍里，一部分蕴藏在老药工的实际经验中。因此，膏方的制作比较复杂，有特定的程序和严格的操作过程。为了达到预期效果，一般不提倡膏方自制，可由医院加工制作，或由专业药店制作，或者由专门的膏方加工单位制作。

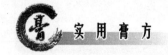

概括起来说，膏方的制作过程包括浸泡、煎煮、浓缩、收膏、存放等几道工序，但在膏方的正式制作前，需要进行必要的准备工作，如炼蜜、炼糖等，制成后的膏方须进行质量检验。

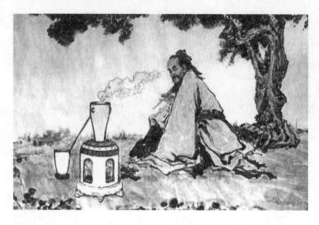

一、前期准备

1. 炼蜜

蜂蜜有调味、滋润和补益的功效，在膏方中还具有一定的缓和、防腐作用，在加入膏方前生蜜必须经过炼制（熟蜜一般不需炼制，可直接加入）。炼蜜的作用，一方面是为了驱除药性的偏激使之平和，另一方面是为了除去蜂蜜中的水分及杂质，确保膏方品质上乘，有质有量且能更长久保存。

选择优质蜂蜜是膏方质量的保证。蜂蜜以质地稠厚、色白如凝脂、味甜香而兼有鲜味、黏性强者最佳。由于产地和气候的不同，南方和北方产的蜂蜜略有不同，北方产的蜜水分少，一般选用枣花蜜和荆条花蜜；南方产的蜜含水分较多，一般选用荔枝蜜和坝子蜜。

炼蜜前应选取无浮沫、死蜂等杂质的优质蜂蜜，若蜂蜜中含有这类杂质，就必须将蜂蜜置于锅内，加少量清水（蜜水总量不超过锅的 1/3，以防加热时外溢）加热煮沸，再用 4 号筛滤过，除去浮沫、死蜂等杂质。优质蜂蜜无需滤过这一环节。

炼蜜时先将蜂蜜置于锅内加热，使之完全溶化，沸腾时用网筛或绢筛捞去上面的浮沫，至蜜中水分大部分蒸发，翻起大泡，呈老红色时，酌加约 10% 的冷水，再继续加热使沸，随后乘热倾出，用绢筛过滤，除去其

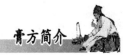

杂质，即成炼蜜。

炼蜜根据水分含量和炼制程度不同分为嫩蜜、中蜜、老蜜三种规格，老一辈的中医是采取眼观、手捻、冷水测试等"看火色"的方法确定。少炼则嫩，黏性不足；多炼则老，坚硬不易化解。用于膏方制作的蜂蜜，一般取中蜜。当过滤后的蜂蜜继续加热至出现浅黄色有光泽的均匀气泡状（实际生产中把这种沸腾泛泡的现象俗称"泛鱼眼泡"），用手捻蜜时有黏性，两手分开时无白丝出现，炼蜜即成。经测定，炼蜜（中蜜）的含水量在14%～16%，密度为1.37左右。一般以生蜜500g炼成熟蜜400g左右为宜。

市售的成品蜂蜜一般为熟蜜，可直接和入药汁中用于收膏。但在选用时应注意，有些出售的蜂蜜已经出现"返砂"现象，装蜜的玻璃瓶底部有砂糖状结晶析出，遇到这样的情况，应在临用前重新炼制。

2. 炼糖

膏方中常用冰糖、饴糖等糖类。未炼制的糖含有水分，容易发酵、变质，如果糖在膏方加工过程中处理不当，膏方存放一定时间后易析出糖的晶体，出现"返砂"现象。因此，在进行膏方加工中，必须对糖进行炼制。

糖的炼制就是按照糖的不同种类加适量水或不加水，加热熬炼的过程，炼制过的糖称炼糖或转化糖。炼糖可以使冰糖、砂糖、赤砂糖等固体糖加热融化成均匀的糖浆，便于在收膏时，使糖、药汁、胶类等物料稍加搅拌后很快混合均匀；炼糖还可以使糖适度转化，防止蔗糖在低温状态下析出结晶，避免膏方在冷藏过程中出现"返砂"现象；糖经过炼制，还能控制糖的含水量，有效除去杂质、杀死微生物。

为了促使糖的适度转化，可以加入适量的枸橼酸或酒石酸（加入量为糖量的0.1%～0.3%）。实际加工时，糖加热融化后，根据糖的用量，参照上述比例，酌量加入枸橼酸或酒石酸，并掌握加热炼制的时间，避免加热过久糖烧焦。

炼糖的方法一般是按照糖的种类不同加适量的水加热熬炼。其中，冰糖本身含水分较少，应在开始炼制时加适量水，以免熬焦，且炼制时间要短；饴糖含水量较多，炼制时可不必加水，但炼制时间稍长；白砂糖可加水近50%，加热熬炼或用高压蒸汽加热。各种糖在加热炼制时，均应不

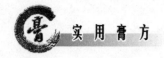

断搅拌至糖液开始显金黄色、所泛泡发亮光、糖液微有青烟产生时即停止加热。由于赤砂糖含杂质较多，炼制后的赤砂糖应静置适当时间，除去容器底部的沉淀。

二、制作工艺

膏方的制作一般要经过浸泡、煎煮、浓缩、收膏、存放等几道工序。

1. 浸泡

先将配齐的药料检查一遍，把胶类药拣出另放，然后把其他药物都放入容量相当的洁净砂锅内，加 8 倍量的清水，使药料完全浸泡在水中，令其充分吸收膨胀，稍后可以根据情况再加，使水高出药面 10cm 左右，浸泡 24 小时（至少浸泡 6 小时以上）。

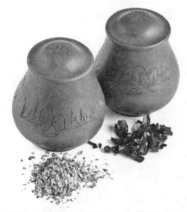

2. 煎煮

把浸泡的药料上火煎煮。先用大火煮沸，再用小火煮 1 小时左右，转为微火以沸为度。共约 3 小时左右，此时药汁渐浓，即可根据不同的药物选用 24～40 目筛网过滤出头道药汁，再加清水浸润原来的药渣后上火煎煮，煎法同前，此为二煎，待至第三煎时，气味已淡薄，滤净药汁后即将药渣倒弃（如药汁尚浓时，还可再煎 1 次）。将前三煎所得药汁混合一处，静置沉淀后取清液，再用 80～100 目的筛网过滤。煎煮过程中需要注意两点：药料要煎透没有白芯；汤水煮开后，有浮起的泡沫要用勺捞起清除。

3. 浓缩

过滤净的药汁倒入锅（多用紫铜锅）中，进行浓缩，可以先用大火煎熬，加速水分蒸发，并随时撇去浮沫，让药汁慢慢变得稠厚，再改用小火进一步浓缩，此时应不断搅拌，因为药汁转厚时极易粘底烧焦，搅拌到药汁滴在纸上不散开来为度，此时方可暂停煎熬，这就是经过浓缩而成的清膏。

4. 收膏

把蒸或烊化开的胶类药与糖（以冰糖和蜂蜜为佳）倒入清膏中，放在小火上慢慢熬炼，不断用铲搅拌，直至能扯拉成丝或滴水成珠（将膏汁入清水中凝结成珠而不散）或正在加热的膏体呈"蜂蜜状"沸腾（俗称"翻云头"）即可。

细料药如人参、核桃等要根据不同的要求分别处理，或打细粉后和入膏方中，或单独用小锅煎煮（不能与一般饮片入汤共煎，否则用量较少的细料药所煎出的有效成分极易被数量众多的饮片药渣吸去，有损补益之效），然后用烊冲、兑入等方式单独处理，以达到物尽其用，充分发挥功效。单独煎煮的细料药也应该先后煎煮两次后过筛，最后压榨取汁，用80～100目的筛网过滤，浓缩后加入药汁混合。如细料药打粉（鹿茸粉、人参粉、珍珠粉、琥珀粉、紫河车粉），要求药末极细，在收膏时加入，充分搅拌混匀即可。

5. 存放

将收好的膏滋装入清洁干净的瓷罐内，或用自动分装机内小袋分装（每袋约30g，一料膏方一般分装108袋），移入凉膏间进行凉膏，保持凉膏间温度20℃以下。先不加盖，用干净纱布将容器口遮盖上，放置一夜，待完全冷却后，再加盖放入阴凉处，或存放在冰箱冷藏室中。

由于膏方用药时间较长，为确保膏方的质量，对膏方的存放要求较高。一般情况下，膏方宜存放在阴凉处，如果放在冰箱冷藏更好。若放在阴凉处而遇暖冬气温回升，为防霉变可以采用隔水高温蒸炖，切忌直接将膏器放在火上加热，这样容易造成膏器破裂和底部结焦。膏药蒸炖后，一定要把盖打开，直至完全冷却，方可盖好。否则，盖上蒸汽凝集的水落在膏面上容易使膏方产生霉点。每次服取膏方应用干净、干燥的固定汤匙，以免把水分带入膏方内造成霉变。如果膏方放置一段时间后，膏方表面出现少量霉点，可以用汤匙把表面的霉点刮去，然后隔水高温蒸炖；如果霉点较多且在膏方的深处也见霉点或口感有异味，膏方就不能服用了。

现在，膏方制作可以采用半自动化制作，膏方中饮片的煎煮和浓缩均用煎药机煎煮，煎出的药液在煎药机内自动过滤3次，煎出的药液可以直接进行收膏。另外，膏方的收膏还可以使用蒸汽电锅，使煎药火候更容易掌握，底部不易结焦。膏方除了传统的罐装外，还有袋装和切片（块）分装，服用和携带更加方便。

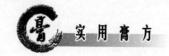

三、 质量检验

对于制成后的膏方，一般按照上海中药行业协会制定的《上海市中药行业定制膏方加工管理办法》对加工完成的膏滋药进行"外观质量"和"不溶物检查"两项质量检验。

1. 外观质量检验

要求成品膏滋药应无糖结晶析出现象，也就是通常所说的"返砂"现象，且膏滋药的气味应无焦味、无异味。

2. 内在质量检验

要求对成品膏滋药进行"不溶物检查"。此项检查的操作方法是：取成品膏滋 5ml 至容器内，加入热水 200ml，搅拌使膏体溶解，放置 3 分钟观察，容器内不得有焦块、药渣等异物。对于制作中添加粉状药料的膏滋药，此项检查应在药粉加入前进行，经检验符合上述规定后方可加入药粉，加入药粉后的膏滋药不再检查不溶物。

膏方的使用方法

临床上膏方的具体服法，一是根据病人的病情决定，二是考虑病人的体质、应时的季节、气候、地理条件等因素，因人、因时、因地制宜。

膏方服用季节一般以冬季为主，带有明显的季节性。一般从冬至即"头九"开始服用，至"六九"结束，大约 50 天左右，或服至立春前结束。如果一冬服两料膏方，服用时间可以适当提前。当然，由于现代冰箱等储存条件的提高，以治疗为主的调治膏方根据患者的病情需要或不同时令特点随季节处方，一年四季均可使用，但这种四季膏方一般以清膏为主。服用膏方时最好配合饮食调理，劳逸适宜，运动保健等，这样才能使膏方的作用发挥至最佳。

膏方的服用方法可以分为冲服和含化。一般人喜欢冲服：取一汤匙膏方，用 90℃ 左右白开水冲入，和匀后服用。如方中用地黄等滋腻药或配料中胶类剂量较大，膏方黏稠难取，可以隔水蒸化或微波炉小火转后取用。所谓含化，即是将膏滋含在口中慢慢融化后吞服。此外，近几年出现的"片"状膏剂可以直接嚼食。膏方一般清晨空腹和晚上临睡前服，因此

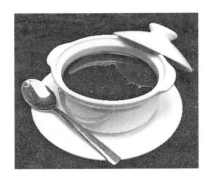

时胃肠消化吸收能力强，且不受食物干扰。如空服感肠胃不适，可在饭后一小时左右服用。

服用剂量根据患者病情或身体情况及药物性质而定，尤其与患者消化功能密切相关，一般一次 1 汤匙（约 15～20ml），一天 2 次。一般先从小剂量开始，逐渐增加，可每日先服一次，如果患者无不适感，再加至早晚各服一次，以加强其治疗效果。一般性质平和的膏方，用量可以稍大，若含有毒或峻烈的药物，用量宜小，并且应从小剂量开始，逐渐增加，以免中毒或耗伤正气。患者的体质强弱、性别、年龄等不同，在剂量上也应有所差别。老年人用量应小于壮年；体质强者可多，体质弱者宜少；妇女的用药量一般应小于男子，妇女在经期、孕期及产后，剂量应小于平时。服用剂量须从病情等各方面综合考虑、全面衡量。

膏方的服用禁忌

在使用膏方时，为了注意安全，保证疗效，必须重视禁忌问题。除了药物配伍中的"十八反"、"十九畏"等用药禁忌外，还有补膏忌口等。

忌口，又称"食忌"，是根据病情和治疗用药的需要，要求患者在服药期间，忌食某些食物，防止食物和药物产生相互作用降低药效或产生不良反应。

一、 膏滋药物要求的忌口

通常认为，服用含参类等补气的膏方忌食萝卜；服用滋补膏方不宜饮浓茶；服用膏方期间忌食生冷、油腻、辛辣等不易消化及有特殊刺激性的食物。但是，也有一些医家认为，膏方养生本就是一种高级的美感和享受，是和精神、食疗、运动相结合的一种养生方式，忌口不宜要求太严格，否则有余本逐末之嫌。一般主要要求服用含参类等补气的膏方忌食生萝卜，其他根据药物的配伍原则和疾病本身的要求灵活运用。为了防止食物、浓茶等饮品对膏方可能产生的影响，一般只要将其和膏方的服用时间

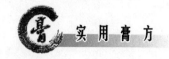 实用膏方

前后隔开一小时左右即可。当然，忌口也不能一概而论，即使服用含参类等补气的膏方忌食生萝卜也有例外，如服含参类的膏方出现不思饮食、胸闷、脘腹作胀、便秘等反应，服生萝卜（或莱菔子等）可以理气消胀。

二、对患者的体质忌口

针对患者的不同体质而忌口，不仅是服用膏方的要求，也是中医养生的要求。

阴虚体质，忌食辛热食品，如狗肉、牛肉、姜、蒜、葱等。否则，轻则口干咽燥加重、大便秘结，重则可见出血症状。忌食海鲜一类发物，如黄鱼、带鱼等。

阳虚体质，忌滥用温补肾阳之品，如服鹿鞭、牛鞭、羊肉等注意观察有无虚火，防助火动血、产生变证；忌服用寒性食品，如柿子、黄瓜等；忌用或勿过用厚味腻滞之品，防气血运行不畅。

服用膏方后出现的不良反应防治

膏方要求辨证准确，以平和为准，治补相兼，一般不会出现不良反应。但因膏方服用时间较长，也有少数人服用膏方后，可能会出现轻微不适，届时由临诊医师根据具体情况进行针对性处理。

出现不思饮食、腹部胀满，甚至便溏、腹泻等消化不良、胃肠功能紊乱的症状，应暂停服用膏方，寻找病因，治愈后再继续服。如是膏方所致，可能是膏方中含有熟地黄、阿胶等滋腻药物碍胃或膏方中过用寒凉药有关。为了防止出现这种情况，服用膏方前的开路方应尽可能祛除湿浊，调整好胃肠功能。如果服用几天后出现不思饮食、腹胀时，最好暂停服用膏方，改服1～2周理气和胃消导药后，再少量服用，并慢慢增加用量。

出现齿浮口苦、鼻衄、面部升火、热性疮疡、红肿热痛、大便秘结等症状，是邪气壅实、闭阻不通、实热内盛的表现。应暂停服用膏方，及时就诊，先用中药调理，稳定后方可继续服用。或者把清热泻火、解毒通腑药煎好后放入膏方中一起服用。出现咳嗽痰多、胸闷气急等痰饮壅盛症状，应暂停服用膏方，先用化痰、健脾、理气等中药调理，症状缓解后继续服用；或者把健脾化痰等药物煎好后放入膏方中一起服用；或者汤药和

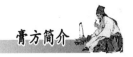

膏方同时、交替服用。

出现皮肤瘙痒与湿热、血虚、风邪等因素有关，此时暂停服用膏方，针对病因进行治疗后再服用膏方。

第二年春夏时感到不适、厌食、困倦，入夏怕热，也有出现低热、便秘等情况时，需要随时就诊，使用汤药调理，或者在第二年开具膏方时进行针对性的调理。

膏方进补虽好，但部分患者在服膏方前需先服"开路方"。"开路方"，顾名思义就是用来通畅道路、"投石问路"的药方。通常所说的"开路方"一般是针对胃肠功能欠佳，经常出现腹胀、纳差、完谷不化等症状，平时舌苔厚腻的患者，若直接服用膏方，一方面影响膏方的吸收，一方面还可能加重上述症状。这种情况的"开路方"一般由陈皮、半夏、茯苓、白术、厚朴、神曲、山楂等健脾化湿开胃之品组成，服用膏方前1～2周由开具膏方的医师根据患者的情况辨证施治，待改善脾胃运化功能后再服膏方，这样才能达到理想的调理效果。广义的"开路方"除了具有以上作用外还用于体内有痰、湿、瘀等邪实症状者，可通过"开路方"先化痰祛瘀，然后用膏方综合调理；对药物敏感者，先试探性调补，以观察其服药后的反应，便于开出合适的膏方；身体状况极度虚弱者，为防"虚不受补"，可以先开补益力较轻的方药开路试探，如患者服用后无明显不适，病情有所好转后再用大剂量补益膏方。开路药一般需服用1～3周，有的病人可能需要更长时间。

注 意 事 项

膏方是中医的精华，服用时间久，开具膏方时需注意以下事项。

一、 辨证准确

膏方兼具补虚和治病两大功效，通过调节机体的气血阴阳，恢复脏腑的正常功能，达到"阴平阳秘，精神乃治"的目的。因此必须辨证准确。最好以八纲辨证为总纲，以脏腑辨证和气血津液辨证为补充，辨证和辨病相结合，不可完全拘泥于辨病。

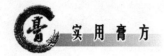
二、 注意体质差异，量体用药

要考虑患者的年龄、性别、生活境遇、先后天因素等调整膏方用药。如老年人脏气衰退，气血运行迟缓，应佐行气活血；妇女易肝气郁滞，宜辅疏肝解郁；小儿纯阳之体，"易虚易实"，不宜过补，多以甘淡之品调养；中年人负担重，多七情劳逸所伤，治疗时多需补泻兼施等。

三、 注意斡旋脾胃升降

膏方多滋补之品，需在胃中消化吸收，故膏方中一般多佐以运脾健胃之品，如炒麦芽、陈皮、苍白术等，消除补药黏腻之性，以资脾运之功，必要时可先服开路方调理脾胃功能，然后再行膏方调补。

四、 注意口感

膏方一般甘怡爽口，带给患者美的享受，且膏方服用时间较久。所以医师在开具膏方时尽量避免选用对胃有刺激性的药物；膏方制作时要严格操作；膏方忌口不必过于严格。

膏方以调理滋补为主，治病祛邪为辅，在外邪未尽的情况下，不要过早使用补膏；服用膏方期间如遇伤风感冒、伤食、腹泻、慢性病急性发作等情况，应暂时停服膏方，先汤药调治，病情稳定后，再恢复服用膏方，防止"闭门留寇"；对于一般慢性虚证患者，只能缓缓调养，不宜骤补，防止"虚不受补"；在补益膏方中，酌加助运之品，以免滋腻呆胃；膏方组成药物众多，妊娠（尤其是前 3 个月之内者）最好不要服用膏方，避免滑胎、堕胎以及其他可能对胎儿造成的影响；小儿以及 25 岁前身体健康无恙者，一般不太主张服用膏方。

总之，膏方是中医的精华，多是大方、复方，是对中医师临床经验和临床水平的整体考验。要求辨证准确、制作规范、运用得当，同时要注意调理患者的脾胃功能，顺应"脾升胃降"。膏方服用后最好对患者进行跟踪

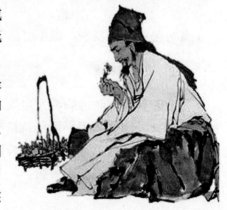

随访，及时处理可能出现的不适反应，使患者切切实实感受到膏方的益处。

膏方的适用对象

一、 体虚易感者

无论是因为先天不足或是后天失养（如外科手术、产后以及大病、重病、慢性消耗性疾病等）所致的气血不足、脏腑亏损，均可导致机体卫外不固，不能御邪，气候稍有变化即易诱发感冒，愈后不久再次复发，每月反复发作多次。通过膏方调治，可弥补先、后天的不足，从而增强机体抵御外邪的能力，减少感冒发作次数，提高患者的生活质量。

二、 亚健康状态

由于现代生活节奏加快，现代人的工作生活压力、劳动强度增大，加以应酬、烟酒嗜好、长期情绪紧张、睡眠不足等，造成人体的各项正常生理机能减退、抗病能力下降，身体虚弱、体力不支、精力不够，难以胜任紧张而烦劳的工作，平时无慢性疾病却容易感冒，机体始终处于亚健康状态。膏方以补为主，调补结合，纠偏祛病，可以恢复机体的阴阳平衡，纠正亚健康状态，从而使人体恢复到最佳的生活、工作状态。

三、 慢性疾病

如慢性支气管炎、支气管哮喘、慢性腹泻、慢性心功能不全等，或因虚致实，或因实而致虚，导致机体阴阳失衡，脏腑功能不调，病情反复，或经久不愈等。通过膏方调理，补其不足，泄其有余，恢复机体功能的整体平衡，最终达到减少疾病复发次数、减轻疾病发作时的症状、提高患者的生存质量，并最终达到部分患者临床痊愈的功效。

四、 特殊人群

如儿童、女性、老年人等。小儿久咳不愈、厌食、贫血等，膏方服用时间较长，补益效果明显，且补而不腻，口感好，小儿易于接受，故治疗效果明显。脾主运化，具有统血功能，为后天之本，脾胃虚弱，元气不足，容易造成女性的衰老。若脾胃运化功能正常，饮食中的营养就可以充分滋养全身脏器及皮肤腠理，使全身的营养不断得到补充，人的延缓衰老能力、生命力随之增强，面部红润、有光泽，皮肤充满弹性。另外可通过养血安神补心等功效提高生活质量，达到驻容养颜、延缓衰老作用。随着年龄的增长，老年人整体功能减退，容易出现气血不足，脏腑功能低下等，通过在冬令进补膏方，能恢复脏腑、气血、阴阳的平衡，以达到益寿延年。

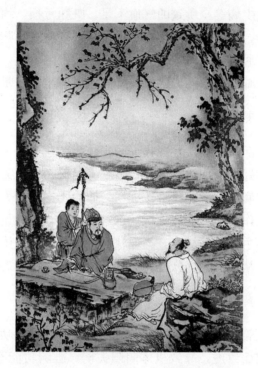

膏方常用中药

膏剂所用药味以补养气血，益肾通经之品居多。今选出常用药物五十种，简单介绍其性味归经、功能主治，以使读者能更好地了解组方的功效。其中有些药物单独或简单配伍即可制成膏剂，用于保健养生，如黄精、熟地、枸杞等，我们也把制膏的方法介绍给大家，有兴趣的读者，可以自己动手实践一下。

一、人参

别名：山参、园参、地精、棒棰。

性味：平、微温，甘、微苦。

归经：脾经、肺经。

功能：大补元气，复脉固脱，补脾益肺，生津止渴，安神益智。

主治：劳伤虚损、食少、倦怠、反胃吐食、大便滑泄、虚咳喘促、自汗暴脱、惊悸、健忘、眩晕头痛、阳痿、尿频、消渴、妇女崩漏、小儿慢惊及久虚不复、一切气血津液不足之证。

用法用量：内服，煎汤 3～10g，大剂量 10～30g，宜另煎兑入；或研末，1～2g；或敷膏；或泡酒；或入丸、散。

人参按其药用部位和炮制不同，其功效也有区别。

1. 野山参：无温燥之性，大补元气，为参中之上品，价值昂贵。

2. 生晒参：性较平和，不温不燥，既可补气、又可生津，适用于扶正祛邪，增强体质和抗病能力。

3. 红参：是人参经过浸润、清洗、分选、蒸制、晾晒、烘干等工序加工而成。性温补。长于振

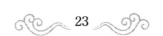

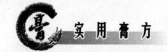

奋阳气，适用于急救回阳。

4. 参须：性能与红参相似，但效力较小而缓和。

5. 糖参：性最平和，效力相对较小，适用于健脾益肺。

附：

1. 党参：别名上党人参、防风党参、黄参、防党参、上党参、狮头参、中灵草。味甘，性平。归脾、肺经。健脾补肺、益气生津。主治脾胃虚弱、食少便溏、四肢乏力、肺虚喘咳、气短自汗、气血两亏诸证。常用量6～15g，可熬膏，或入丸、散。生津、养血宜生用；补脾益肺宜炙用。

2. 太子参：又名孩儿参、童参、双批七、四叶参、米参。味甘、微苦，性微寒。归脾、肺经。补益脾肺，益气生津。主治脾胃虚弱、食欲不振、倦怠无力、气阴两伤、干咳痰少、自汗气短，以及温病后期气虚津伤、内热口渴，或神经衰弱、心悸失眠、头昏健忘、小儿夏季热。常用量10～15g。

3. 西洋参：又名花旗参。原产于美国北部到加拿大南部一带。味甘、微苦，性凉。归心、肺、肾经。补气养阴，清热生津。用于气虚阴亏、内热、咳喘痰血、虚热烦倦、消渴、口燥咽干。常用量3～6g。

二、黄芪

别名：绵芪、绵黄芪。

性味：甘，温。

归经：肺经、脾经。

功能：补气固表，利尿消肿，托毒排脓，敛疮生肌。

主治：气虚乏力，食少便溏，中气下陷，久泻脱肛，便血崩漏，表虚自汗，气虚水肿，痈疽难溃，久溃不敛，血虚萎黄，内热消渴；慢性肾炎蛋白尿，糖尿病。

用法用量：9～30g，大量可用至1～2两。

用药禁忌：表实邪盛，气滞湿阻，食积停滞，痈疽初起或溃后热毒尚盛等实证，以及阴虚阳亢者，均须禁服。

三、当归

别名：干归、马尾归、云归、西当归、岷当归。

性味：甘、辛、苦，温。

归经：肝经，心经，脾经。

功能：补血、活血，调经止痛，润燥滑肠。

主治：血虚诸证，月经不调，经闭，痛经，症瘕结聚，崩漏，虚寒腹痛，痿痹，肌肤麻木，肠燥便难，赤痢后重，痈疽疮疡，跌扑损伤。

用法用量：内服，煎汤，6～12g，或入丸、散，或浸酒；或敷膏。

四、 白芍

别名：金芍药、芍药。

性味：苦、酸，微寒。

归经：肝经，脾经。

功能：养血和营，缓急止痛，敛阴平肝。

主治：月经不调，经行腹痛，崩漏，自汗，盗汗，胁肋脘腹疼痛，四肢挛痛，头痛，眩晕。

用法用量：内服，煎汤，5～12g；或入丸、散。大剂量可用15～30g。

五、 赤芍

别名：木芍药、赤芍药、红芍药、草芍药。

性味：苦，微寒。

归经：肝经，脾经。

功能：清热凉血，活血祛瘀。

主治：温毒发斑，吐血衄血，肠风下血，目赤肿痛，痈肿疮疡，闭经，痛经，崩带淋浊，瘀滞胁痛，疝瘕积聚，跌扑损伤。

用法用量：内服，煎汤，4～10g；或入丸、散。

六、 鹿角胶

别名：白胶、鹿胶。

性味：甘、咸，温。

归经：肝、肾经。

功能：补血，益精。

主治：肾气不足，虚劳羸瘦，腰痛，阴疽，男子阳痿、滑精，妇女子宫虚冷、崩漏、带下。

用法用量：内服，开水或黄酒溶化，6～12g；或入丸、散、膏剂。

七、黄精

别名：鸡头参、山姜、兔竹、鹿竹、仙人余粮、救荒草。

性味：甘，平。

归经：肺、脾、肾经。

功能：滋肾润肺，补脾益气。

主治：阴虚肺燥，干咳少痰，及肺肾阴虚的劳嗽久咳等。用于脾胃虚弱，既补脾阴，又益脾气。肾虚精亏，头晕，腰膝酸软，须发早白及消渴等。

用法用量：煎服，10～30g。

附：

黄精膏方：黄精一石去须毛，洗令净洁，打碎，蒸令好熟，压得汁，复煎去上游水，得一斗。纳干姜末三两，桂心末一两，微火煎之，看色郁郁然欲黄，便去火，待冷，盛不津器中。酒五合和服二合，常未食前，日二服，旧皮脱，颜色变光，花色有异，鬓发更改。欲长服者，不须和酒，纳生大豆黄，绝谷食之，不饥渴，长生不老。——孙思邈《备急千金要方》

八、玉竹

别名：委萎、女萎、葳蕤、青粘、黄芝、地节、萎蕤、葳参、玉术。

性味：甘，平。

归经：肺、胃经。

功能：滋阴润肺，养胃生津。

主治：燥咳，劳嗽，热病阴液耗伤之咽干口渴，内热消渴，阴虚外感，头昏眩晕，筋脉挛痛。

用法用量：内服，煎汤，6～12g；熬膏、浸酒或入丸、散。外用，适量，鲜品捣敷；或熬膏涂。

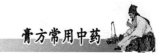

九、 枸杞

别名：苟起子、甜菜子、狗奶子、红青椒、枸蹄子、枸杞果、地骨子、血枸子、枸地芽子、枸杞豆。

性味：甘，平。

归经：肝经，肾经，肺经。

功能：养肝，滋肾，润肺。

主治：肝肾亏虚，眩晕耳鸣，目视不清，腰膝酸软，阳痿遗精，虚劳咳嗽，消渴引饮。

用法用量：内服，煎汤，5～15g；或入丸、散、膏、酒剂。

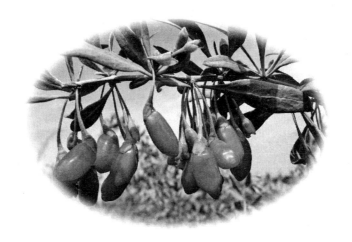

附：

1. 金髓煎：取枸杞 250g，白酒 500g。将枸杞洗净，放白酒中浸泡。60 天后取出，放入盆中研碎。将酒和枸杞浆汁倒入白布袋中，绞取汁液。将汁液放入银锅中，文火上煎熬，不断搅拌，待浓缩至膏状时停火，稍凉，盛入瓷器内，封贮备用。每早温酒服二大匙，夜卧再服，百日身轻气壮。——忽思慧《饮膳正要》

2. 杞圆膏：枸杞子（去蒂）五升，圆眼肉五斤。上二味为一处，用新汲长流水五十斤，以砂锅桑柴火慢慢熬之，渐渐加水煮至杞圆无味，方去渣，再慢火熬成膏，取起，磁罐收贮。不拘时频服二、三匙。可以安神养血，滋阴壮阳，益智，强筋骨，泽肌肤，驻颜色。——洪基《摄生秘剖》

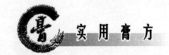

十、 山药

别名：薯蓣、怀山药、淮山药、土薯、山薯、玉延。

性味：甘，温、平，无毒。

归经：脾、肺、肾经。

功能：补脾养胃，生津益肺，补肾涩精。

主治：脾虚食少，久泻不止，泄泻便溏，肺虚喘咳，肾虚遗精，带下，尿频，虚热消渴。麸炒山药补脾健胃。

用法用量：15～30g。

十一、 熟地

熟地为玄参科植物地黄的块根，经加工炮制而成。通常以酒、砂仁、陈皮为辅料经反复蒸晒，至内外色黑油润，质地柔软黏腻。

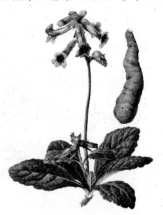

别名：熟地黄、伏地。

性味：甘，微温。

归经：肝、肾经。

功能：补血养阴，填精益髓。

主治：血虚萎黄、眩晕、失眠、心悸怔忡及月经不调、崩中漏下等血虚诸证。以及腰膝酸软、遗精、盗汗、耳鸣、耳聋及消渴等肝肾阴虚诸证。

用法用量：煎服，10～30g。

附：

熟地膏：取大熟地 14.4kg，将熟地煎熬三次，分次过滤，去滓，合并滤液，用文火煎熬浓缩至膏状，以不渗纸为度，每30g膏汁，兑炼蜜30g成膏，装瓶。每服9～15g，开水冲服。滋阴补肾，填精益髓。主治血虚发热，精髓不充，腰酸腿软。——《北京市中药成方选集》

十二、 何首乌

别名：首乌、地精、赤敛、红内消、血娃娃、田猪头、铁称陀、赤首乌、山首乌、药首乌、何相公。

性味：苦、甘、涩，微温。

归经：肝，肾经。

功能：养血滋阴，润肠通便，截疟，祛风，解毒。

主治：血虚头昏目眩，心悸，失眠，肝肾阴虚之腰膝酸软，须发早白，耳鸣，遗精，肠燥便秘，久疟体虚，风疹瘙痒，疮痈，瘰疬，痔疮。

用法用量：内服，煎汤，10～20g；熬膏、浸酒或入丸、散。外用，适量，煎水洗、研末撒或调涂。

附：

首乌延寿膏：首乌1 080g，豨莶草、菟丝子各240g，炒杜仲、怀牛膝、女贞子、桑叶各120g，忍冬藤、细生地各60g，桑椹膏、黑芝麻膏、金樱子膏、旱莲草膏各240g，前九味粉碎，用水煎熬，过滤，共3次，滤液合并，浓缩加入各膏，和匀，加炼蜜适量收膏。每服15g，一日2次，白开水冲服。主治须发早白。

十三、女贞子

性味：甘、苦，凉。

归经：肝，肾经。

功能：补肝肾阴，乌须明目。

主治：肝肾阴虚，腰酸耳鸣，须发早白；眼目昏暗，视物昏暗；阴虚发热，胃病及痛风和高尿酸血症。

用法用量：煎服，10～15g。

附：

1. 桑椹二至膏：桑椹、女贞子、旱莲草各等分。加水煎取浓汁，加入约等量的炼蜜，煮沸收膏。每次食1～2匙。用于肝肾不足，腰膝酸软，须发早白。——汪昂《医方集解》

2. 女贞子膏：女贞子1 000g，研为粗末，加水煎熬，过滤，共3次，合并滤液，浓缩，加白糖800g，和匀，溶化收膏。每服15g，一日2次，白开水冲服。补肾乌发。用治头发早白，目眩耳鸣等。也适用于体虚阴亏，大便秘结，夜寐不安，腰腿酸软等症。

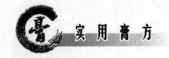

十四、 山茱萸

别名：山萸肉、枣皮、蜀酸枣、肉枣、薯枣、实枣、萸肉、药枣。

性味：酸、涩，微温。

归经：肝、肾经。

功能：补益肝肾，涩精固脱。

主治：眩晕耳鸣，腰膝酸痛，阳痿遗精，遗尿尿频，崩漏带下，大汗虚脱，内热消渴。

用法用量：煎服，6～12g。

十五、 牛膝

别名：百倍、牛茎、杜牛膝、怀牛膝、怀夕、真夕、怀膝、土牛膝、淮牛膝、红牛膝、牛磕膝、牛克膝、牛盖膝。

性味：苦、酸，平。

归经：肝、肾经。

功能：补肝肾，强筋骨，活血通经，引火（血）下行，利尿通淋。

主治：腰膝酸痛，下肢痿软，血滞经闭，痛经，产后血瘀腹痛，症瘕，胞衣不下，热淋，血淋，跌打损伤，痈肿恶疮，咽喉肿痛。

用法用量：内服，煎汤，5～15g；或浸酒；或入丸、散。外用，适量，捣敷；捣汁滴鼻；或研末撒入牙缝。

十六、 菟丝子

别名：豆寄生、无根草、黄丝。

性味：辛、甘，平。

归经：肝、肾、脾经。

功能：补肾益精，养肝明目，固胎止泄。

主治：腰膝酸痛，遗精，阳痿，早泄，不育，消渴，淋浊，遗尿，目昏耳鸣，胎动不安，流产，泄泻。

用法用量：内服，煎汤，6～15g；或入丸、散。外用，适量，炒研调敷。

十七、 麦门冬

别名：麦冬、虋冬、不死药、沿阶草。

性味：甘、微苦，微寒。

归经：心、肺、胃经。

功能：养阴生津，润肺清心。

主治：肺燥干咳，阴虚痨嗽，喉痹咽痛，津伤口渴，内热消渴，心烦失眠，肠燥便秘。

用法用量：内服，煎汤，6～12g；或入丸、散。清养肺胃之阴多去芯用，滋阴清心多连芯用。

附：

麦门冬膏：麦门冬（去芯），橘红（去白）120g。用水煎汁，熬成膏，入蜜2两，再熬成，入水中一夜去火毒。每服5匙，滚水化开，食后服。主治面上肺风疮。——《古今医鉴》

十八、 杜仲

别名：思仙、木绵、思仲、石思仙、丝连皮、扯丝皮、丝棉皮、玉丝皮，扯丝片。

性味：甘、微辛，温。

归经：肝、肾经。

功能：补肝肾，强筋骨，安胎。

主治：腰脊酸疼，足膝痿弱，小便余沥，阴下湿痒，胎漏欲堕，胎动不安，高血压。

用法用量：内服，煎汤，10～15g；浸酒或入丸、散。

十九、 续断

别名：川断、龙豆、属折、接骨、南草、接骨草、鼓锤草、和尚头、川萝卜根、马蓟、黑老鸦头、小续断。

性味：苦、辛，微温。

归经：肝、肾经。

功能：补肝肾，强筋骨，调血脉，续折伤，止崩漏。

主治：腰背酸痛、肢节痿痹、跌扑创伤、损筋折骨、胎动漏红、血崩、遗精、带下、痈疽疮肿。酒续断多用于风湿痹痛，跌扑损伤。盐续断多用于腰膝酸软。

用法用量：内服，煎汤，6～15g；或入丸、散。外用，鲜品适量，捣敷。

二十、 楮实子

别名：榖木子、纱纸树。

性味：寒，甘。

归经：肝、脾、肾经。

功能：补肾清肝，明目，利尿。

主治：腰膝酸软、虚劳骨蒸、眩晕目昏、目生翳膜、水肿胀满。

用法用量：内服，煎汤，6～15g；或入丸、散。外用，捣敷。

二十一、 石斛

别名：石斛、石兰、吊兰花、金钗石斛、枫豆、枫斗、霍斗、西枫斗。

性味：微寒，甘。

归经：胃、肾经。

功能：益胃生津，滋阴清热。

主治：阴伤津亏，口干烦渴，食少干呕，病后虚热，目暗不明，舌红少苔。

用法用量：内服，10～15g，鲜品可用30g。煎汤，泡茶，煎膏滋。

附：

1. 石斛膏：石斛、夏枯草、元参、旱莲草、瓦楞子、紫草、青黛、青蜜。水煎服，日1剂。功能清热化瘀，祛风通络，适用于脑瘤。——胡庆余堂

2. 鲜石斛膏：取鲜石斛4 800g，麦冬960g。上药切碎，水煎三次，

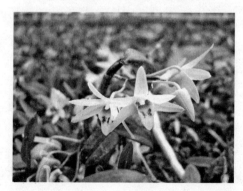

分次过滤去滓，滤液合并，用文火煎熬，浓缩至膏状，以不渗纸为度，每两膏汁兑炼蜜30g成膏。每服15g，日服2次，热开水冲服。养阴润肺，生津止渴。男女阴虚，肺热上攻，咽干口燥，烦闷耳鸣。——《北京市中药成方选集》

3. 金钗石斛膏：金钗石斛600g。用清水煎煮3次成浓汁，去滓滤清，加白蜜900g收膏。每服6g，开水和服。滋润清火，养胃平肝。主治因肝火所致之头痛，牙痛，口苦咽干，烦躁失眠等症。——《全国中药成药处方集》（南京方）

二十二、 柏子仁

别名：柏仁、柏子、柏实、侧柏仁。
性味：甘，平。
归经：心、肾、大肠经。
功能：养心安神，润肠通便。
主治：虚烦不眠，心悸怔忡，肠燥便秘等症。
用法用量：煎服6～15g。

二十三、 酸枣仁

别名：枣仁、酸枣核、棘仁、棘实、野枣仁、山酸枣仁、调睡参军、刺酸枣。
性味：甘，平。
归经：心经，脾经，肝经，胆经。
功能：宁心安神，养肝，敛汗。
主治：虚烦不眠，惊悸怔忡，体虚自汗、盗汗。
用法用量：内服，煎汤，6～15g；研末，每次3～5g；或入丸、散。

二十四、 远志

别名：葽绕、蕀蒬、棘菀、细草、小鸡腿、小鸡眼、小草根。
性味：苦、辛，微温。
归经：心、肾、肺经。
功能：安神益智，祛痰，消肿。

主治：失眠多梦，健忘惊悸，神志恍惚，癫痫惊狂。痰多黏稠、咳吐不爽，痈疽疮毒，乳房肿痛，喉痹。

用法用量：煎服，3～9g。

二十五、石菖蒲

别名：昌阳、昌羊、尧时薤、阳春雪、望见消、九节菖蒲、水剑草、苦菖蒲、粉菖、剑草、野韭菜、水蜈蚣、香草。

性味：辛，微温。

归经：心、肝、脾经。

功能：化湿开胃，开窍豁痰，醒神益智。

主治：脘痞不饥，噤口下痢，神昏癫痫，健忘耳聋，心胸烦闷，胃痛，腹痛，风寒湿痹，痈疽肿毒，跌打损伤。

用法用量：内服，煎汤，3～6g（鲜者10～24g）；或入丸、散。外用，煎水洗或研末调敷。

二十六、郁金

别名：马莲、黄郁。

性味：辛、苦，寒。

归经：肝、心、肺经。

功能：行气化瘀，清心解郁，利胆退黄。

主治：胸腹胁肋诸痛，经闭痛经，热病神昏，吐血，衄血，尿血，血淋，妇女倒经，癫痫发狂，黄疸尿赤。

用法用量：3～9g。

二十七、桑葚

别名：桑果、桑枣、桑椹子、文武果。

性味：甘、酸，寒。

归经：心、肝、肾经。

功能：补血滋阴，生津润燥。

主治：眩晕耳鸣，心悸失眠，须发早白，津伤口渴，内热消渴，血虚便秘，瘰疬，关节不利。

用法用量：9～15g。

附：

桑葚膏：桑椹子300g，蜂蜜15g。将桑椹子洗净，取汁，过滤；把桑椹汁液放陶瓷锅内，用火熬浓缩成膏，加入蜂蜜，调匀贮存。用治面色苍白，精神疲乏，失眠健忘，目暗耳鸣，烦渴便秘等；亦用于病后气血虚损，阴液不足者。——《中药成方配本》

二十八、 金樱子

别名：金罂子、山石榴、糖罐子。

性味：酸、甘、涩，平。

归经：肾、膀胱、大肠经。

功能：固精缩尿，涩肠止泻。

主治：男子遗精滑泄，女子带下过多，遗尿及小便频数。脾虚久泻不止，或久痢大肠不固。此外，也可用于体虚元气不固、脱肛、子宫脱垂、崩漏等。

用法用量：煎汤，熬膏，或入丸、散。

附：

金樱子膏：金樱子100g，蜂蜜200g，先将金樱子洗净，加水煮熬，2小时出汤后再加水煮，如此四次，榨汁。将四次汤合并，继续煮熬蒸发，由稀转浓，加入蜂蜜拌匀，冷却后，去浮沫即可。每日临睡时服一匙，开水冲服。补益肝肾，收敛固涩，用于肝肾两虚所致的头昏腰酸，梦遗滑精，体虚白带，小便不禁，或脾虚腹泻。——王纶《明医杂著》

二十九、 旱莲草

别名：鳢肠、金陵草、墨头草、墨菜，猢狲、猪牙草。

性味：甘、酸，凉。

归经：肾经、肝经。

功能：滋补肝肾，乌须固齿，凉血止血。

主治：肝肾不足，眩晕耳鸣，视物昏花，腰膝酸软，发白齿摇，劳淋带浊，咯血，吐血，衄血，尿血，血痢，崩漏，外伤出血。

用法用量：内服，煎汤，10～30g；熬膏、捣汁或入丸、散。外用，

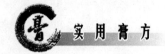

捣敷、研末撒或捣绒塞鼻。

附：

旱莲草膏：旱莲草5 000g（捣绞取汁400ml），桐白皮130g，防风、松叶、白芷、川芎、辛夷仁、沉香、藁本、商陆、犀角屑、秦艽、细辛、牡荆子、杜若、青竹皮、零陵香60g，白术、天雄、甘松、柏木白皮、升麻、枫香脂各30g，生地黄5 000g（捣绞取汁1 000ml），乌麻油800ml，马脂、猪脂各2 000g，熊脂4 000g，蔓荆子油200ml，枣根白皮90g。上述药物，除脂、汁外，细锉，与地黄汁、旱莲子草汁一起放入瓶内浸泡1夜，取出与脂油同入大锅内，微火煎，候白芷色变黄而膏成，去滓贮入瓷器内。治头风白屑，长发令黑。每夜先将头发洗净候干，用药膏涂摩，次日清晨取枣根白皮60g细锉，以水3 000ml，煮取2 000ml，放温洗发。每夜涂药1次。——《圣济总录》

三十、 龙眼肉

别名：益智、蜜脾、龙眼干、桂圆肉、元肉、荔枝奴、木弹、骊珠、燕卵、鲛泪、桂圆。

性味：甘，温。

归经：心经，肾经，肝经，脾经。

功能：补益心脾，养血安神。

主治：惊悸，怔忡，失眠，健忘，血虚萎黄，月经不调，崩漏。

用法用量：内服，煎汤，10～15g，大剂量30～60g；或熬膏；或浸酒；或入丸、散。

三十一、 茯苓

性味：甘、淡，平。

归经：心、肺、脾、肾经。

功能：渗湿利水，健脾和胃，宁心安神。

主治：小便不利，水肿胀满，痰饮咳逆，呕逆，恶阻，泄泻，遗精，淋浊、惊悸，健忘等症。

用法用量：内服，煎汤，10～15g；或入丸、散。宁心安神用朱砂拌。

附：

1. 茯苓皮：茯苓菌核的外皮，利水肿。

2. 赤茯苓：削去外皮后的淡红色部分，渗利湿热。

3. 白茯苓：切去赤茯苓后的白色部分，亦称茯苓，渗湿健脾。

4. 茯神：白茯苓中心抱有细松根者，宁心安神。用于心虚惊悸，健忘，失眠，惊痫。

三十二、 白术

别名：术、于术、冬术、冬白术、种术、云术、山蓟、天蓟、山芥、山连、乞力伽、贡术、仙居术、平术。

性味：苦、甘，温。

归经：脾、胃经。

功能：补脾，益胃，燥湿，和中，安胎。

主治：脾胃气弱，不思饮食，倦怠少气，虚胀，泄泻，痰饮，水肿，黄疸，湿痹，小便不利，头晕，自汗，胎动不安。

用法用量：内服，煎汤，3～15g；或熬膏；或入丸、散。

三十三、 五味子

别名：玄及、会及、五梅子、山花椒、壮味、五味、南五味子、北五味子。

性味：温，酸、甘。

归经：肺、心、肾经。

功能：收敛固涩，益气生津，补肾宁心。

主治：久嗽虚喘，梦遗滑精，遗尿，尿频，久泻不止，自汗，盗汗，津伤口渴，短气脉虚，内热消渴，心悸失眠。

用法用量：1.5～6g。

附：

五味子膏：五味子250g，蜂蜜适量。五味子洗净，放砂锅中，加清水适量，浸泡半日后，中火煮烂，滤去滓，再续煎浓缩，加蜂蜜化匀，停火，冷却后瓷瓶收贮。每次服20ml，每日2～3次。滋阴敛汗、益肾涩精。适用于心肾不交、虚

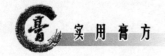

烦不寐、遗精盗汗、各型神经衰弱失眠症、急慢性肝炎谷丙转氨酶升高。——《慈禧医方选议》

三十四、天门冬

别名：大当门根、天冬。

性味：甘、苦，寒。

归经：肺、肾经。

功能：滋阴，润燥，清肺，降火。

主治：阴虚发热，咳嗽吐血，肺痿，肺痈，咽喉肿痛，消渴，便秘。

用法用量：内服，煎汤，10～20g；熬膏或入丸、散。

附：

1. 天门冬膏：天门冬500g，将天门冬去皮和根须，捣碎，用洁净白细布绞取汁，澄清，滤过，文火熬成膏，放入瓷罐内。每服1匙，空腹温酒服之。健体强身，轻身益气，防病延年。——《饮膳正要》

2. 天冬膏：生地黄1 000g，天门冬500g。先用水将天门冬与生地黄浸透，取出，置于木杵内捣取汁；药渣在温水中浸数小时，取出药渣，置于木杵内，再捣碎取汁。这样浸药渣，反复数次，至这两味药无味时止。将合取之药汁置于锅内，以文火熬成膏，装于可密闭瓷瓶中备用。每次服用10ml，每日3次，用温米酒化服。滋阴润肺，宁心安神。用于精神分裂症患者病情稳定期及癫痫病的调补。——孙伟《良朋汇集经验神方》

三十五、阿胶

别名：驴皮胶。

性味：甘，平。

归经：肺、肝、肾经。

功能：补血，止血，滋阴润燥。

主治：血虚萎黄，眩晕，心悸等。用于多种出血证，止血作用良好。治温燥伤肺，干咳无痰；热病伤阴，虚烦不眠，液涸风动，手足瘛疭。

用法用量：入汤剂，5～15g，烊化冲服；用蛤粉炒成珠者称阿胶珠。止血常用阿胶珠，可以同煎。

附：

1. 阿胶羹：取阿胶 250g，砸碎。放入带盖的汤盆或瓷碗中，加黄酒 250g，浸泡 1～2 天，至泡软。取冰糖 200g，加水 250ml 化成冰糖水，倒入泡软的阿胶中，加盖。置盛胶容器于普通锅或电饭煲内，水浴蒸 1～2 小时至完全溶化。将炒

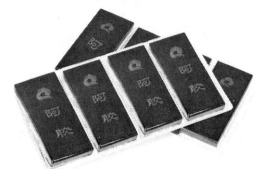

香的黑芝麻、核桃仁放入继续蒸 1 小时，搅拌，成羹状。取出容器，放冷存放。每天早晚各服一匙，温开水冲服。

2. 阿胶膏：取阿胶一块，砸碎至豆粒大小，将碎阿胶倒入白瓷碗或微波炉专用器皿中，加冰糖约 20g、水约 150ml，置于微波炉中。调火力至中档，1～2 分钟后，打开炉门，胶香四溢。冰糖、阿胶全部溶化。取出放凉，低温存放。每晚临睡前取一勺，加开水或牛奶 100ml 服下。

三十六、 龟板

别名：龟甲、神屋、龟壳、败龟甲、败将、败龟版、元武版、坎版。

性味：咸、甘，平。

归经：肝、肾经。

功能：滋阴，潜阳，补肾，健骨。

主治：肾阴不足，骨蒸劳热，吐血，衄血，久咳，遗精，崩漏，带下，腰痛，骨痿，阴虚风动，久痢，久疟，痔疮，小儿囟门不合。

用法用量：内服，煎汤，10～24g；熬膏或入丸、散。外用，烧灰研末敷。

附：

龟板胶：亦称龟板膏、龟胶、龟甲胶。取漂泡后的净龟板，置锅中水煎数次，煎至胶质尽，去滓。将多次煎出的胶液，过滤合并，加入少许明矾粉，静置，滤取澄清的胶液，用文火浓缩（或可加入适量黄酒、冰糖）至呈稠膏状，倾入凝胶槽内，使其冷凝后取出，切成小块，阴干。

功效主治同龟板，开水或黄酒化服，3～10g。

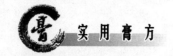

三十七、 鳖甲

别名：团鱼甲、水鱼壳、团鱼壳、鳖盖、脚鱼壳、上甲、鳖壳。

性味：咸、寒。

归经：肝、肾经。

功能：滋肾潜阳，软坚散结。

主治：骨蒸劳热、疟母、胁下坚硬、腰痛、经闭症瘕等症。

用法用量：10～24g。捣碎，先煎。

附：

鳖甲胶：漂净鳖甲，置锅中加水煎取胶汁，约煎3～5次，至胶汁充分煎出为度，将各次煎汁，过滤合并（或加明矾粉少许），静置后滤取清胶汁，再用文火加热，不断拌搅，浓缩（或加适量黄酒、冰糖）成稠膏状，倾入凝膏槽内，俟其自然冷凝。取出切成小块，阴干。开水或黄酒化服，3～10g。

三十八、 鸡血藤

别名：血风藤、马鹿藤、紫梗藤、猪血藤、九层风、活血藤、大血藤、血龙藤、过岗龙、五层血。

性味：苦、甘，温。

归经：肝、肾经。

功能：活血舒筋，养血调经。

主治：手足麻木，肢体瘫痪，风湿痹痛，血虚萎黄，妇女月经不调，痛经，闭经。

用法用量：内服，煎汤，10～15g，大剂量可用至30g；或浸酒。

附：

1. 鸡血藤膏：将鸡血藤煎1天1夜出锅，将药汁澄清过滤收膏。壮筋骨，暖腰膝，和血调经。主跌打损伤。——《全国中药成药处方集》（上海方）

2. 鸡血藤膏：鸡血藤（干者）100斤。将鸡血藤刨片，盛入丝篮中，入盆汤内，加清水一千斤淹没，煎八小时焖过夜，次日取汁去滓，用丝绵筛滤过，定清去脚，入锅内收浓，加阿胶五斤烊入，收成老膏，倒入锡膏盘内，俟冷切成小块，放在透风处吹干。养血和血。主血不养筋，筋骨酸痛，手足麻木，妇女月事衰少。每用 3～5 钱，炖烊，开水冲服。——《中药成方配本》（苏州）

3. 鸡血藤膏：滇鸡血藤膏粉 87.5g、川牛膝 23.8g、续断 21.2g、红花 2g、黑豆 5g、熟糯米粉 175g、饴糖 120g。以上七味，除滇鸡血藤膏粉、熟糯米粉、饴糖外，其余川牛膝等四味加水煎煮三次，合并煎液，滤过，滤液浓缩成浸膏，加入滇鸡血藤膏粉等三味，充分拌匀，制成方块，干燥，即得。补血，活血，调经。用于血虚，手足麻木，关节酸痛，月经不调。将膏研碎，用水、酒各半炖化服，一次 6～10g，一日 2 次。——《中国药典》

三十九、 片姜黄

别名：片子姜黄。
性味：辛，苦，温。
归经：肝、脾经。
功能：破血行气，通经止痛。
主治：血滞经闭，行经腹痛，胸胁刺痛，风湿痹痛，肩臂疼痛，跌扑损伤。
用法用量：内服，煎汤，3～10g，或入丸、散。外用，适量，研末调敷。

四十、 乌梅

别名：酸梅、黄仔、合汉梅、干枝梅。
性味：酸、涩，平。
归经：肝、脾、肺、大肠经。
功能：敛肺，涩肠，生津，安蛔。
主治：肺虚久咳，虚热烦渴，久疟，久泻，痢疾，便血，尿血，血崩，蛔厥腹痛，呕吐，钩虫病。

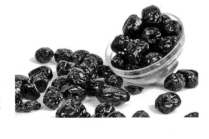

用法用量：内服，煎汤，3～4.5g；或入丸、散。外用，煅研干撒或调敷。

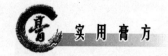

附:

乌梅膏:取乌梅1500g。将乌梅洗净,去核,水煎,熬成乌梅膏,装瓶备用。杀虫止痒。每次1汤匙,白糖调味,开水冲服,每日3次,服用天数视病情而定。

四十一、 桂枝

别名:柳桂。

性味:辛、甘,温。

归经:心、肺、膀胱经。

功能:发汗解肌,温通经脉,助阳化气,平冲降气。

主治:风寒感冒,脘腹冷痛,血寒经闭,关节痹痛,痰饮,水肿,心悸,奔豚。

用法用量:入汤剂,3~9g。

四十二、 丹参

别名:赤参,紫丹参,红根。

性味:苦,微温。

归经:心、心包、肝经。

功能:活血调经,祛瘀止痛,凉血消痈,清心除烦,养血安神。

主治:妇女月经不调,痛经,经闭,产后瘀滞腹痛,心腹疼痛,症瘕积聚,热痹肿痛,跌打损伤,热入营血,烦躁不安,心烦失眠,痈疮肿毒。

用法用量:内服,煎汤,5~15g,大剂量可用至30g。

附:

古方中有多个"丹参膏",都是外用制剂,唯《医心方》卷二十二引《僧深方》者,为内服膏方,今录之。

丹参膏:丹参120g,人参0.6g,当归1g,芎藭60g,蜀椒60g,白术60g,猪膏500g。上切,以真苦酒渍之,夏天2~3日,于微火上煎,当着底绞之,手不得离,三上三下。药成,绞去滓。每服如枣核大,以温酒调下,1日3次,稍增可加。若有伤,动见血,服如鸡子黄者,昼夜6~7服。养胎易生。主妊娠7月,伤动见血,及生后余腹痛。——《僧深方》

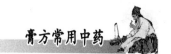

四十三、 益母草

别名：益母蒿、益母艾、红花艾、坤草。

性味：辛、苦，微寒。

归经：心、肝、膀胱经。

功能：活血，祛瘀，调经，消水。

主治：月经不调，胎漏难产，胞衣不下，产后血晕，瘀血腹痛，崩中漏下，尿血，泻血，痈肿疮疡。

用法用量：10～30g，煎服；鲜品 12～40g。或熬膏，入丸剂。外用适量捣敷或煎汤外敷。

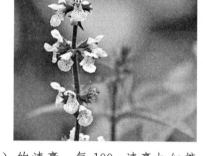

附：

益母草膏：取益母草，切碎，加水煎煮二次，每次 2 小时，合并煎液，滤过，滤液浓缩成相对密度为 1.21～1.25（80℃）的清膏。每100g 清膏加红糖 200g，加热溶化，混匀，浓缩至规定的相对密度，即得。用于血瘀所致的月经不调，产后恶露不绝，症见月经量少、淋漓不净、产后出血时间过长、产后子宫复旧不全者。口服，一次 10g，一日 1～2 次。——《中国药典》2005 年版

四十四、 百合

别名：强瞿、番韭、山丹、倒仙。

性味：甘，微寒。

归经：心、肺经。

功能：养阴润肺，清心安神。

主治：阴虚久咳，痰中带血，虚烦惊悸，失眠多梦，精神恍惚。

用法用量：煎服，10～30g。清心宜生用，润肺蜜炙用。

附：

桑葚百合膏：桑葚 500g，百合 100g，蜂蜜 300g。将桑葚、百合加水适量，煎煮 30 分钟取液，再加水煮 30 分钟取液，两次药液合并以小火煎熬浓缩至黏稠时，加蜜至沸停火，待凉装瓶备用。每次 1～2 汤匙，沸水冲化饮

用。滋阴、清心、安神。改善因用脑过度而引起的神经衰弱、健忘、眼涩目胀等症状，补充大脑所需要的各种营养，提高思维和记忆功能。——《中国药膳辨证治疗学》

四十五、 天麻

别名：赤箭芝、独摇芝、离母、合离草、神草、鬼督邮、木浦、明天麻、定风草、白龙皮，赤箭。

性味：甘，平。

归经：肝经。

功能：息风止痉，平肝潜阳，祛风通络。

主治：急慢惊风，抽搐拘挛，眩晕眼黑，头风头痛，半身不遂，肢麻，风湿痹痛，语言謇涩，小儿惊痫动风。

用法用量：煎服，3～10g。研末冲服，每次 1～1.5g。一日 5～10g，煎汤，浸酒，入菜肴。

四十六、 秦艽

别名：麻花艽、小秦艽、大艽、西大艽、左扭、左拧、西秦艽、左秦艽、萝卜艽、辫子艽。

性味：辛、苦，微寒。

归经：胃经、肝经、胆经。

功能：祛风湿，舒筋络，清虚热。

主治：风湿痹痛，筋脉拘挛，骨节酸痛，日晡潮热，小儿疳积发热。

用法用量：煎服，5～10g。

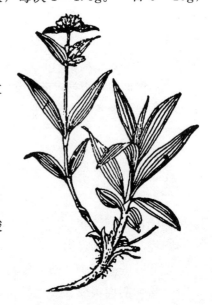

四十七、 威灵仙

别称：铁脚威灵仙、铁角威灵仙、铁脚灵仙、铁脚铁线莲、铁耙头。

性味：辛、咸，温，有毒。

归经：膀胱经。

功能：祛风除湿，通络止痛，消痰水，散癖积。

主治：痛风顽痹，风湿痹痛，肢体麻木，腰膝冷痛，筋脉拘挛，屈伸不利，脚气，疟疾，症瘕积聚，破伤风，扁桃体炎，诸骨鲠咽。

用法用量：内服，煎汤，6～9g，浸酒或入丸散。外用适量捣敷。

四十八、 葛根

别名：野葛、鹿霍、黄斤、鸡齐根、干葛、甘葛、粉葛、黄葛根。

性味：甘、辛，平。

归经：脾、胃经。

功能：解表退热，生津，透疹，升阳止泻。

主治：外感发热头痛、颈项强痛、口渴、消渴、麻疹不透、热痢、泄泻。

用法用量：内服，煎汤，4.5～12g；或捣汁。外用捣敷。

四十九、 补骨脂

别名：胡韭子、婆固脂、破故纸、补骨鸱、黑故子、胡故子、吉固子、黑故子。

性味：辛、苦，温。

归经：肾、心包、脾、胃、肺经。

功能：补肾助阳，纳气平喘，温脾止泻。

主治：肾阳不足，下元虚冷，腰膝冷痛，阳痿遗精，尿频，遗尿，肾不纳气，虚喘不止，脾肾两虚，大便久泻；白癜风，斑秃，银屑病。

用法用量：内服，煎汤，6～15g；或入丸、散。外用，适量，酒浸涂患处。

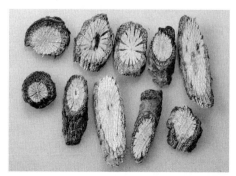

五十、 桑寄生

别名：广寄生、槲寄生、寓木、宛童、寄屑、姬生。

性味：苦、甘，平。

归经：肝、肾经。

功能：补肝肾，强筋骨，祛风

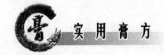

湿，安胎。

主治：腰膝酸痛，筋骨痿弱，肢体偏枯，风湿痹痛，头晕目眩，胎动不安，崩漏下血，妊娠漏血。

用法用量：内服，煎汤，9～15g。

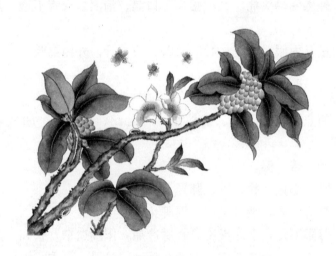

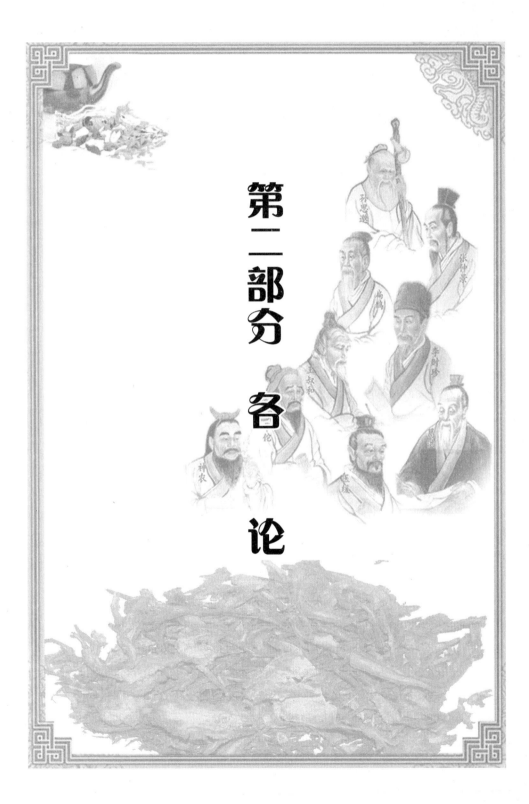

第二部分　各论

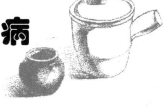

呼吸系统疾病

感冒 (上呼吸道感染)

一、 概述

感冒是最为常见的一种呼吸系统疾病，传统中医学称其为"伤风"、"感冒"，现代医学统称为上呼吸道感染。感冒一年四季均可发作，以冬春季节为多见，一般症状较轻，持续时间较短，预后情况良好。感冒虽是小病，但仍需重视，若没有及时治疗，可能会继发支气管炎、肾炎、心肌炎等严重疾病。

二、 病因病机

中医学将感冒分为两种，分别为普通感冒和时行感冒。普通感冒主要由风邪引起，气候骤变、淋雨受凉、大汗后伤风等均可导致风邪侵入人体。此外，由于四季皆有不同的当令之气，风邪往往会夹杂这些病邪共同入侵，如冬季常挟寒邪、春季常挟热邪、夏季易挟湿邪、秋季易挟燥邪等。时行感冒由时行疫毒引起。时行疫毒是因四季之气失常引起的，其特点是致病性强、有传染性、易于流行，且不限于季节。时行疫毒也可兼夹寒、热、暑、湿、燥邪，但以风寒、风热居多。

感冒多在人体御邪能力不足时，由风邪或时行疫毒入侵而发作。儿童体质娇嫩，老人肺气虚弱，抵御外邪能力都较弱，因此最易发病。青壮年肺气充足，卫外能力强，但若起居失常、过度疲劳，则会导致腠理疏泄、抵御能力下降。此时若恰逢气温突变或时邪猖獗，就容易发生感冒。引起感冒的风邪或时行疫毒进入人体后，首先侵犯肺卫皮毛，故而可见恶风寒、头痛身痛、发热等卫表之症，及鼻塞、流涕、喷嚏、咳嗽等肺系之

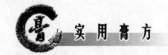

症。感冒多数情况下病程短而易愈，但老年、婴幼儿、体弱者、时行感冒重症者均需特别注意，防止发生传变，或夹杂其他疾病。

三、诊查要点

感冒主要根据症状进行诊断。普通感冒常见恶风或恶寒、发热、鼻塞、流涕、咳嗽、喷嚏、头痛、咽痛、肢体痛楚等，时行感冒症状较普通感冒重，常见突然起病，恶寒、发热（常高热）、周身酸痛、疲乏无力等。此外，时行感冒具有一定的流行性，常在同一地区、同一时期出现一定规模的症状类似的患者。除症状外，确诊感冒也要依据一定的客观检查。针对感冒主要进行血常规及胸部 X 线检查，一般感冒患者血常规可见白细胞总数及中性粒细胞百分比两项指标升高，胸部 X 线检查可见肺纹理增粗、紊乱等。

四、辨证论治

中医学一直讲究"辨证论治"，即每一种疾病都根据具体症状组合成不同的证型，辨别清楚这些证型。

（一）辨证要点

本病邪在肺卫，辨证属表实证。

1. 分清风寒、风热、暑湿

风寒：恶寒重，发热轻，鼻塞流清涕，口不渴，苔薄白，脉浮或浮紧。

风热：发热重，恶寒轻，鼻塞流浊涕，口渴，咽痛，苔薄黄，脉浮数。

2. 明悉体虚感冒

气虚感冒：气虚证＋风寒表证。

阴虚感冒：阴虚证＋风热表证。

（二）治疗原则

《素问·阴阳应象大论》："其在皮者，汗而发之。"李健斋："伤风证，属肺者多，宜辛温或辛凉之剂散之。"张景岳："外感之邪多有余，若实中有虚，则宜兼补以散之。"

1. 基本原则：解表达邪、宣肺和营、照顾兼证。

（1）解表达邪：解除表证、祛除表邪。通过发汗使邪从汗解。风寒——辛温发汗，风热——辛凉清解，暑湿——清暑祛湿解表。

（2）宣肺和营：宣通肺气，调和营卫。宣肺以恢复肺之宣肃功能，又与解表相辅相成；和营可振奋卫阳，调和营卫。

（3）照顾兼证：挟暑——兼以清暑，挟湿——化湿，湿困脾胃——和胃、理气，时行感冒——清热解毒，体虚感冒——益气、养血、助阳、滋阴。小儿感冒易夹惊夹食，夹惊——熄风止痉（钩藤、薄荷、蝉蜕、僵蚕），夹食——消食导滞（神曲、山楂、谷麦芽、莱菔子）。

2. 注意事项

感冒的治疗一般不宜表散太过，亦不可补益太早，以免留邪。对体虚者宜扶正固本，兼解风邪，不宜专行发散，重伤肺气。

风寒误用辛凉——汗不易出，病邪难以外达，反致不能速解，甚则发生变证；风热误用辛温——助热燥液动血，或引起传变。

除体虚感冒可兼扶正补虚外，一般均忌用收敛之品，以免留邪。

（三）证治分类

1. 风寒束表证

症状：恶寒重、发热轻、无汗——风寒外束，腠理闭塞，卫阳被遏；头项疼痛、肢节酸痛——寒邪犯表，太阳经气不舒；鼻塞、声重、喷嚏、流涕、咳嗽——邪客于肺，肺气失宣，肺窍不利；口不渴，或渴喜热饮——表寒无热；苔薄白，脉浮紧——风寒在表之象。

证机概要：风寒外束，卫阳被郁，腠理闭塞，肺气不宣。

治法：辛温解表，宣肺散寒。

方药：

（1）羌桔膏滋

功效：清热解表，发汗退烧。

主治：风寒咳嗽。感冒头痛，身热畏寒，四肢发软，骨节酸痛，小便赤黄。

处方：羌活 225g，桔梗 225g，白芷 150g，川芎 150g，柴胡 150g，赤芍 150g，防风 150g，黄芩 150g，花粉 300g，元参 300g，葛根 300g，大青叶 300g，竹叶 300g，甘草 75g，炒牛蒡子 300g，连翘 225g。

制法：以上各药熬汁去渣过滤，将汁炼至滴毛头纸上背面不洇为标准，收清膏。每清膏 500g 兑蜜 1 000g，收膏装瓶。

用法：每次服 30g，白开水冲服。

（2）苏麻膏滋（通宣理肺膏）

功效：发热解表，清肺化痰。

主治：感冒风寒咳嗽、气喘、发烧、头疼、鼻塞不通。

处方：苏叶 500g，麻黄 180g，枳壳 240g，甘草 1 000g，生石膏 60g，杏仁 180g，桔梗 180g，制半夏 180g，款冬 90g，葛根 120g，前胡 360g，生桑皮 240g，广陈皮 120g，浙贝 90g，百合 120g。

制法：上药熬汁去渣过滤，将汁收清膏。每 500g 清膏，兑蜜 1 000g 收膏装瓶。

用法：每次服 30g，开水冲服。

选自《全国小药成药处方案》

2. 风热犯表证

症状：恶寒轻，或微恶风、发热较著——风热外袭，卫表失和；头胀痛、面赤——风热上攻；咽喉乳蛾红肿疼痛、鼻塞、喷嚏、流稠涕——风热上犯，肺窍不利；咳嗽痰稠——风热犯肺，肺气不宣；口干欲饮——风热伤津；舌边尖红、苔薄黄、脉浮数——风热在表。

证机概要：风热犯表，热郁肌腠，卫表失和，肺失清肃。

治法：辛凉解表，宣肺清热。

方药：

（1）银翘膏滋

主治：感冒发冷发热，头痛咳嗽，咽痛。

处方：金银花 15g，连翘 9g，甘草 6g，荆芥穗 6g，桔梗 6g，淡豆豉 3g，薄荷 6g，牛蒡子 6g，竹叶 3g。

制法及用法：将上药用水煎熟成汁滤渣，用冰糖适量熬成糊状收膏，一日二次，每次 9g。

（2）金银膏滋

主治：头痛身热咳嗽，身倦无力，感冒。

处方：金银花 240g，赤芍 30g，贝母 30g，黑元参 90g，连翘 90g，菊花 60g，桑叶 60g，牛蒡子 60g，花粉 60g，竹叶 60g，甘草 60g，丹皮 60g，薄荷 45g，桔梗 45g。

制法：清水煮汁，加蜜适量熬膏。

用法：每服 9g，用白开水送下。

3. 暑湿伤表证

症状：发热、微恶风、汗少、汗出热不退——暑湿伤表，表卫不和；鼻塞流浊涕，头昏重胀痛——暑湿上扰；胸闷脘痞、泛恶——湿热中阻，气机不展；心烦口渴，小便短赤——暑热内扰，热灼津伤；口渴黏腻、渴不多饮——暑湿伤津；苔薄黄腻，脉濡数——暑热夹湿之象。

证机概要：暑湿遏表，湿热伤中，表卫不和，肺气不清。

治法：清暑祛湿解表。

方药：西瓜膏滋。

功效：清热化痰止咳，生津止渴。

主治：咳嗽多痰，痰中带血，口燥咽干，胃热作呕。

处方：西瓜 2 个，陈皮 60g，生石膏 30g，制半夏 30g，炒苏子 30g，百合 30g，杏仁 15g，生阿胶 15g，甘草 30g，生五味子 9g。

制法：药熬汁去渣过滤，将汁熬沸，收清膏。每清膏 500g 兑蜜 1 500g 收膏装服。

用法：每服 30g，开水冲服。

禁忌：风寒外感咳嗽忌服。

选自《全国中药成药处方集》

五、 预后转归

一般而言，感冒属轻浅之疾，只要能及时而恰当地治疗，可以较快痊愈。但对老人、婴幼儿、体弱患者及时感重症，必须加以重视，防止发生传变，或夹杂其他疾病。此外，病情之长短与感邪的轻重和正气的强弱有关。风寒易随汗解；风热得汗，未必即愈，须热清方解；暑湿感冒较为缠绵；体虚感冒则可迁延或易复感。

风寒感冒——寒邪不退，可以化热，口干饮多，痰转黄稠，咽痛等。反复感冒——正气耗散，由实转虚；或素体亏虚，反复感邪，以致正气愈亏，而风邪易侵，均可导致本虚标实之证。时行感冒——高热弛张，邪势弥漫，亦可转化为风温，甚至出现神昏、谵妄之证。

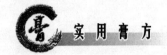

六、 预防调护

（一）加强身体锻炼，增强正气卫外能力，养成经常性户外活动习惯。

（二）保持室内外环境卫生和个人卫生，使室内空气时常新鲜，并有充足的阳光照射。在感冒流行季节，可用食醋熏蒸法进行空气消毒。每立方米空间以食醋5～10ml，加水稀释1～2倍后加热，紧闭门窗，每次熏蒸2小时，每日或隔日一次。可预防时行感冒。

（三）患感冒时，多饮开水，饮食宜清淡，忌油腻辛辣燥热，保持充足的睡眠。

七、 编后语

一般感冒不宜用膏方，因膏方一般偏于滋补，且方药相对固定，不易灵活变通。而感冒不宜滋补，且变化较快，所以用汤剂比较适宜，即所谓"汤者荡也"，荡涤外邪，使机体迅速恢复健康。但膏方也有膏方的优势，膏方介于汤剂和丸药剂型之间，方便储存，口感好于汤剂，且一般均由蜂蜜等做塑性剂，有一定的补益作用，适合老年人及小儿服用，也适合于都市工作节奏比较紧张的白领在感冒初起时服用。此处所给出膏方均为验方，具有上述特点，可作为家庭常备药物选用。

肺　　痿

一、 概述

肺痿是指肺叶痿弱不用，临床以咳吐浊唾涎沫为主症，为肺脏的慢性虚损性疾患。相当于现代医学的肺纤维化、肺硬变、肺不张、矽肺等，以咳吐浊唾涎沫为主症的，均可参照本证辨治。

二、 病因病机

（一）肺燥津伤（虚热肺痿）

1. 肺痨久咳→耗伤阴津→虚热内灼。

2. 肺痈热毒→熏蒸伤阴。

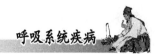

3. 消渴→津液耗伤。

4. 热病→邪热伤津。

5. 误汗、吐、下等→消亡津液。

（二）肺气虚冷（虚寒肺痿）

1. 内伤久咳久喘→耗气伤阳。

2. 虚热肺痿→久延阴伤及肺。

综上所述，本病总由肺脏虚衰，津气大伤，失于濡养，以致肺叶枯痿。病位在肺，涉及脾、胃、肾。

三、 诊查要点

（一）诊断依据

1. 临床以咳吐浊唾涎沫为主症。

2. 常伴面白无华或青苍，形体消瘦神疲，头晕，或时有寒热等全身症状。

3. 有多种慢性肺系疾病史，久病体虚。

（二）病证鉴别

1. 肺痿与肺痈

肺痿：以咳吐浊唾涎沫为主症。

肺痈：以咳则胸痛，吐痰腥臭，甚则咳吐脓血为主症。

二者均为肺中有热，但肺痿属虚，肺痈属实。

2. 肺痿与肺痨

肺痨：以咳嗽、咳血、潮热、盗汗为主症。但肺痨后期可转为肺痿重证。

（三）相关检查

1. 胸片、CT、MRI、肺泡灌洗

2. 血气分析

3. 肺功能

四、 辨证论治

（一）辨证要点

主要辨虚热、虚寒。

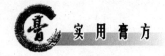

（二）治疗原则

总以补肺生津为原则。

（三）证治分类

1. 虚热证

症状：咳吐浊唾涎沫，质稠，或咳痰带血，咳声不扬，甚则声嘎，气急喘促，口渴咽燥，午后潮热，形体消瘦，皮毛干枯，舌红而干，脉虚数。

证机概要：肺阴亏耗，虚火内炽，灼津为痰。

治法：滋阴清热，润肺生津。

方药：麦门冬汤合清燥救肺汤。

处方：生黄芪 300g，金银花 300g，当归 100g，生甘草 60g，麦门冬 300g，五味子 100g，党参 300g，葶苈子 60g，紫苏子 100g，全当归 100g，青皮 100g，化橘红 100g，赤芍药 100g，白芍药 100g，玉竹 100g，天花粉 100g，南沙参 200g，北沙参 200g，生地 200g，天门冬 300g，阿胶珠 200g，炙麻黄 100g，前胡 200g，苦杏仁 100g，冰糖 1 000g。

方解：本方在益气养阴基础上，兼以宣肺、降气、化痰、理气为法。

2. 虚寒证

症状：咯吐涎沫，质稀量多，不渴，短气不足以息，头眩，神疲乏力，食少，形寒，小便数或遗尿，舌质淡，脉虚弱。

证机概要：肺气虚寒，气不化津，津反为涎。

治法：温肺益气。

方药：甘草干姜汤、生姜甘草汤。

处方：红参 200g，麦门冬 150g，五味子 120g，干姜 200g，甘草 200g，黑附片 200g，炒白术 150g，白芍 150g，茯苓 200g，淫羊藿 200g，菟丝子 200g，桂枝 200g，仙茅 200g，鹅管石 200g，熟地黄 300g，炙麻黄 60g，肉桂 100g，白芥子 150g，建泽泻 150g，猪苓 200g，冰糖 1 000g，鹿角胶 300g。

方解：本方以温肾健脾为基础，兼以温阳利水为法。

五、 制 方 原 则

关于肺痿病的膏方治则，应该遵循清代张璐在《张氏医通·肺痿》所言"缓而图之，生胃津，润肺燥，下逆气，开积痰，止浊唾，补真气……散火热"。用药方面切忌升散、辛燥、温热，总以养肺、养气、养血、清金、降火为主。

六、 膏方医案

秦伯未治沈希平肺痿案

因肺病而四肢痿软，行走乏力，此《内经》所录肺热叶焦则生痿躄也。入冬进益水培土、清热涤痰而诸恙能除，亦《内经》"治痿独取阳明"之旨也。惟唇红形瘦，脉象软弱，阴气未充，精血未旺，原拟清补固本，用膏滋代药。方用：

路党参三两，北沙参二两（炒），清炙芪三两，甜冬术二两，川石斛二两，怀山药三两，大麦冬二两，生熟地各三两，肥玉术三两，甜桑椹三两，怀牛膝一两五钱，当归身一两五钱，炒续断一两五钱，大白芍一两五钱，净连翘三两，甜杏仁三两，忍冬藤三两，生苡仁三两，核桃肉六两，抱茯神三两，熟女贞三两，天花粉三两，驴皮胶四两，枇杷叶膏六两，冰糖八两。

按：

《素问·痿论》："肺热叶焦，则皮毛虚弱急薄者，则生痿躄也。""五脏因肺热叶焦，发为痿躄。"又言："治痿者独取阳明。"本案肺病日久而成痿证，进而累及他脏，导致四肢痿软，行走乏力。遵《内经》"治痿者独取阳明"之旨，立益水培土，清热涤痰为法，兼以滋阴养肺。以党参、北沙参、炙黄芪、白术、山药、生苡仁培补脾土，以生熟地、石斛、桑椹、玉竹、续断、胡桃肉补益肾水，以当归、白芍、麦冬、茯神、女贞养阴补血，以忍冬、连翘、花粉、杏仁、枇杷叶等清热涤痰，诸药合成膏剂，共奏清补固本、益肺疗痿之功。

肺 痨

一、 概述

肺痨是具有传染性的慢性虚弱疾患，以咳嗽、咯血、潮热、盗汗以及

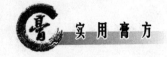

身体逐渐消瘦为主要临床特征。相当于西医学的肺结核。

二、 病因病机

(一)病因
1. 感染"痨虫"。
2. 正气虚弱：包括禀赋不足、病后失调、酒色劳倦、营养不良等。

(二)病机
病变部位在肺，由于"痨虫"从口鼻吸入，直接侵蚀肺脏，可出现干咳、咯血等肺系症状。本病病理性质以阴虚火旺为主，并可导致气阴两虚，甚则阴损及阳。

三、 诊查要点

(一)诊断依据
1. 有与肺痨病人长期密切接触史。
2. 以咳嗽、咯血、潮热、盗汗及形体明显消瘦为主要临床表现。
3. 初期病人仅感疲劳乏力、干咳、食欲不振、形体逐渐消瘦。

(二)病证鉴别
1. 肺痨与虚劳
二者均有身体消瘦体虚不复的特点。不同在于虚劳缘内伤亏损，是多种慢性疾病虚损证候的总称。病位五脏并重，以肾为主；病理以阴阳为纲。肺痨是一种独立的慢性传染病。病位在肺；病理主要在阴虚，初起病情多轻，发病多缓，逐渐加重。

2. 肺痨与肺痿
二者病位均在肺，肺痨后期可转为肺痿重症，但肺痿是以咳吐浊唾涎沫为主症，而肺痨是以咳嗽、咳血、潮热、盗汗为特点。

(三)相关检查
X线、结核菌素试验、化验痰找结核菌、血沉。

四、 辨证论治

(一)辨证要点
辨病变脏器及病理性质。

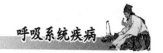

（二）治疗原则

治疗当以补虚培元和抗痨杀虫。

（三）证治分类

1. 肺阴亏损

症状：干咳、咳声短促、咯少量黏痰、痰中带血丝、色鲜红、胸部隐隐闷痛、午后自觉手足心热、少量盗汗、皮肤干灼、口干咽燥、疲倦乏力、纳食不香、苔薄白、舌边尖红、脉细数。

证机概要：阴虚肺燥、肺失滋润，肺伤络损。

治法：滋阴润肺。

方药：月华丸。

处方：黄芩 300g，百部 300g，丹参 300g，南沙参 300g，玉竹 300g，黄精 300g，丹皮 300g，北沙参 300g，赤芍 300g，天冬 300g，麦冬 300g，地骨皮 300g，茜草 300g，扁豆 150g，山药 300g，桑白皮 300g，花粉 300g，太子参 120g，冰糖 1 000g。

方解：本方在滋养肺、胃阴精的基础上，加以杀虫、健脾、止血。

2. 虚火灼肺

症状：呛咳气急、痰少质黏、吐痰黄稠量多、时时咯血、血色鲜红、混有泡沫痰涎、午后潮热、骨蒸、五心烦热、颧红、盗汗量多、口渴心烦、失眠、急躁易怒、或胸胁掣痛、男子遗精、女子月经不调、消瘦、舌干红、苔薄黄而剥、脉细数。

证机概要：肺肾阴伤、水亏火旺，燥热内灼、络损血溢。

治法：滋阴降火。

方药：百合固金汤合秦艽鳖甲散。

处方：黄芩 300g，百部 300g，丹参 300g，南沙参 300g，玉竹 300g，黄精 300g，丹皮 300g，北沙参 300g，赤芍 300g，天冬 300g，麦冬 300g，地骨皮 300g，茜草 300g，扁豆 150g，山药 300g，桑白皮 300g，白薇 300g，青蒿 300g，鳖甲 300g，银柴胡 300g，知母 300g，生地 300g，元参 300g，豆豉 150g，栀子 300g，冰糖 1 000g。

方解：本方以滋养肺、胃、肾之阴精的基础上，兼清骨蒸潮热以除烦。

3. 气阴耗伤

症状：咳嗽无力、气短声低、咳痰清稀色白、量较多、偶或夹血、咯

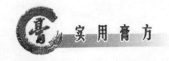

血、血色淡红、午后潮热、伴有畏风、怕冷、自汗与盗汗并见、纳少神疲、便溏、面白无华、颧红、舌质光淡、边有齿痕、苔薄、脉细弱而数。

证机概要：阴伤气耗、肺脾气虚，肺气不清、脾虚不健。

治法：益气养阴。

方药：保真汤、参苓白术散。

处方：黄芩 300g，百部 300g，丹参粉 300g，生黄芪 300g，白术 300g，防风 120g，金银花 300g，太子参 300g，扁豆 300g，山药 300g，南沙参 300g，北沙参 300g，茯苓 300g，麦冬 150g，五味子 120g，浮小麦 300g，炒麦芽 300g，炒谷芽 300g，冰糖 1 000g。

方解：本方以培土生金为基础，兼以杀虫、醒脾开胃为法。

4. 阴阳虚损

症状：咳逆喘息，少气，咯痰色白有沫，或夹血丝、血色暗淡，潮热，自汗，盗汗，声嘶或失音，面浮肢肿，心慌，唇紫，肢冷，形寒，或见五更泄泻，口舌生糜，大肉尽脱，男子遗精阳痿，女子经闭，苔黄而剥，舌质光淡隐紫，少津，脉微细而数，或虚大无力。

证机概要：阴伤及阳、精气虚竭，肺、脾、肾三脏俱损。

治法：滋阴补阳。

方药：补天大造丸。

处方：紫河车 300g，鹿角胶 200g，熟地黄 300g，龟甲（制）300g，天门冬 300g，麦门冬 300g 山萸肉 300g，杜仲（盐炒）300g，淮牛膝 300g，盐黄柏 300g 淮山药 300g，鳖甲（制）300g，枯黄芩 300g，粉丹参 300g，地骨皮 300g，百部 300g，潞党参 300g，肉桂 60g，炒麦芽 300g，炒谷芽 300g，冰糖 1 000g。

方解：本方以滋补肾阴、肾阳为基础，兼以杀虫、健脾、除烦。

五、 制方原则

本病治疗当以补虚培元、抗痨杀虫为基本原则，根据体质强弱分别主次，尤须重视补虚培元，增强正气，以提高抗病能力。调补脏器重点在肺，并应注意脏腑整体关系，同时补益脾肾。治疗大法应根据"主乎阴虚"的病理特点，以滋阴为主，火旺者兼以降火，若合并气虚、阳虚，则同时兼顾。

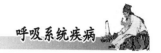

六、 膏方医案

颜德馨治王小姐心脾两虚、肝失疏泄案（膏方己卯立冬订）

系出名门，天生丽质，幼年曾患结核，肺气小损，及长期经营陶朱之业，仆仆海内寰宇，劳心劳力，气阴交耗，营卫不和。常见不寐，咽梗不适，善叹息，面色不华，肢末欠和。肝气有失条达，心脾失养，营卫之行涩而不畅。亟待为疏肝健脾，养血安神。除药饵外，还宜怡情养性，劳逸结合，以期早日康复。处方：

柴胡 60g，天麦冬各 90g，玉竹 120g，八月札 90g，五味子 90g，南沙参 120g，苏噜子 90g，紫丹参 150g，生苡仁 300g，绿萼梅 45g，当归 90g，湘莲肉 90g，川郁金 90g，杭白芍 90g，山药 150g，茯苓 90g，冬虫夏草（另煎冲）60g，野山参（另煎汁入收膏）30g，紫河车 30g，功劳叶 90g，小青皮 45g，炒枳壳 90g，佛手 60g，炒女贞 90g，天生术 120g，百合 90g，柏子仁 90g，炙远志 90g，淮小麦 150g，生熟地各 150g，酸枣仁 150g，炙草 45g，黄芪 300g，合欢皮 150g，红枣 90g，川芎 90g。

上味共煎三次，去渣，文火熬糊，入龟板胶 90g，阿胶 90g，白蜜 500g，烊化收膏。每服一匙。

按：本案幼年肺脏受损，年长劳乏过度，气阴亏耗，心脾失养，营卫涩滞。治则在乎不足者补之以复其正，有余者去之以归于平。取费伯雄《医醇賸义》"益气补肺汤"为底，参合正平五脏之味，选方用药至醇。方义寓有两大特色，一以柴胡为君，伍以郁金、绿萼梅、枳壳、佛手、青皮、八月札、苏噜子等，以疏肝利气为先导，乃针对病之关键；二以调气血为主线，重用黄芪、丹参、二地、二冬、二仁养心悦脾，堪得中和之旨。

肺　　胀

一、 概述

肺胀是多种慢性肺系疾患反复发作，迁延不愈，导致肺气胀满，不能

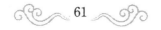

敛降的一种病证。临床表现为胸部胀满，憋闷如塞，喘息上气，咳嗽痰多，烦躁，心悸，面色晦暗，唇甲紫绀，脘腹胀满，肢体浮肿等。病程缠绵，时轻时重，经久难愈，严重者可出现神昏、惊厥、出血、喘脱等危重症候。相当于现代医学的慢性阻塞性肺病、肺源性心脏病等。

二、 病因病机

本病病因病机是久病肺虚、迁延失治，加之感受外邪，导致痰浊潴留，气还肺间，形成肺体胀满，收缩无力，不能敛降而成肺胀。

病变部位首在肺，继则影响脾、肾，后期病及于心。

三、 诊查要点

(一) 诊断依据

1. 有慢性肺系疾患，反复发作。

2. 常因外感诱发。

3. 临床表现。

4. 日久及心，严重出现喘脱、昏迷、出血。

(二) 相关检查

胸片及肺CT、心电图、血气分析、血常规、血液流变学、血液生化。

四、 辨证论治

(一) 辨证要点

1. 辨虚实

属本虚标实。

夹有水饮：心下悸、气逆、面浮、目如脱。

夹有痰浊：黏痰、浊痰壅塞，不易咯出。

夹有气滞：胸部胀满。

夹有瘀血：面色晦暗、唇舌发青、手足青黑。

早期以气虚为主，或气阴两虚，病位在肺、脾、肾；后期气虚及阳，甚则阴阳两虚，病位在肺、肾、心。治疗要在扶正的基础上祛邪。

2. 辨标本

肺胀兼感外邪，以致症状加重，当急则治其标，解表宣散，逐饮化痰，利气降逆，调气行血，辨其何者为主，分别施治。标证得解，仍当缓图治本。

（二）治疗原则

抓住治标、治本两方面。

1. 痰浊壅肺

症状：胸膺满闷、短气喘息、稍劳即著、咳嗽痰多、色白黏腻或呈泡沫、畏风易汗、脘痞纳少、倦怠乏力、舌暗、苔薄腻或浊腻、脉小滑。

证机概要：肺虚脾弱、痰浊内生、上逆干肺、肺失宣降。

治法：化痰降气、健脾益肺。

方药：苏子降气汤合三子养亲汤。

处方：苏子300g，葶苈子300g，白芥子120g，莱菔子300g，陈皮200g，法半夏200g，云茯苓200g，生甘草200g，生芪150g，生白术300g，生海石300g，生蛤壳300g，防风120g，鹅管石300g，青礞石120g，全当归300g，厚朴300g，炙麻黄120g，苦杏仁120g，生杷叶300g，党参120g，炒麦芽300g，炒谷芽300g，炒神曲300g，前胡300g，冰糖1 000g。

方解：本方主要以补气健脾化痰、咸寒软坚排痰为主。

2. 痰热郁肺

症状：咳逆、喘息气粗、胸满、烦躁、目胀睛突、痰黄或白、黏稠难咯，或伴身热、微恶寒、汗不多、口渴喜饮、溲赤、便干、舌边尖红、苔黄或黄腻、脉数或滑数。

证机概要：痰浊内蕴、郁而化热、痰热壅肺、清肃失司。

治法：清肺化痰、降逆平喘。

方药：越婢加半夏汤或桑白皮汤加减。

处方：黄芩300g，百部300g，鱼腥草300g，败酱草300g，陈皮200g，厚朴300g，鹅管石300g，青礞石120g，前胡300g，白前300g，冬瓜仁300g，生薏米300g，桃仁150g，苏子300g，葶苈子300g，生海石300g，红藤300g，蝉衣150g，片姜黄300g，生石膏300g，僵蚕300g，知母150g，生大黄300g，板蓝根300g，贯众100g，茯苓300g，法半夏200g，大青叶300g，炒麦芽300g，炒谷芽300g，冰糖1 000g。

方解：本方主要以清热解毒凉血为主，佐以健脾化痰排痰。

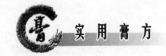

3. 痰蒙神窍

症状：神志恍惚、表情淡漠、谵妄、烦躁不安、撮空理线、嗜睡，甚则昏迷、肢体抽动、抽搐、咳逆喘促、咯痰不爽、苔白腻或黄腻、舌质暗红或淡紫、脉细滑数。

证机概要：痰蒙神窍、引动肝风。

治法：涤痰、开窍、熄风。

方药：涤痰汤加减。

处方：石菖蒲300g，胆南星150g，化橘红300g，法半夏150g，云茯苓300g，生甘草150g，紫苏子300g，葶苈子300g，生晒参300g，麦门冬300g，五味子120g，炙麻黄150g，苦杏仁150g，川厚朴300g，广地龙300g，蚕衣150g，白僵蚕300g，全蝎30g，蜈蚣20条，莱菔子300g，白芥子150g，炒麦芽300g，炒谷芽300g，冰糖1 000g。

方解：本方主要以熄风止痉、补气化痰为主。

4. 阳虚水泛

症状：心悸、喘咳、咯痰清稀、面浮、下肢水肿，甚则一身悉肿、腹部胀满有水、脘痞、纳差、尿少、怕冷、面唇青紫、苔白滑、舌胖质黯、脉沉细。

证机概要：心肾阳虚、水饮内停。

治法：温肾健脾、化饮利水。

方药：真武汤合五苓散。

处方：葶苈子300g，桑白皮300g，大枣120g，路党参150g，黑附片100g，炒白术300g，茯苓300g，生甘草150g，车前子300g，大腹皮300g，干姜100g，茯苓皮300g，生姜皮200g，炙麻黄150g，桂枝150g，苦杏仁150g，白芍药150g，生黄芪300g，防风120g，巴戟天300g，五味子150g，石菖蒲300g，当归300g，炒谷芽300g，化橘红150g，炒麦芽300g，细辛100g，炒神曲300g，益母草300g，泽兰300g，泽泻300g，苏木300g，鹿角胶150g，饴糖500g。

方解：本方主要以温补脾肾、强心利尿、泻肺平喘为主，辅以醒脾开胃。

5. 肺肾气虚

症状：呼吸浅短难续、声低气怯，甚则张口抬肩、倚息不能平卧、咳

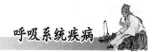

嗽、痰白如沫、咯吐不利、胸闷心慌、形寒汗出，或腰膝酸软、小便清长，或尿有余沥、舌淡或黯紫、脉沉细数无力或有结代。

证机概要：肺肾两虚、气失摄纳。

治法：补肺纳肾、降气平喘。

方药：平肾固本汤合补肺汤。

处方：熟地黄 300g，怀山药 600g，山萸肉 300g，紫石英 300g，路党参 300g，菟丝子 300g，鹅管石 300g，青礞石 120g，生海石 300g，生蛤壳 300g，炙麻黄 150g，苦杏仁 150g，怀牛膝 300g，补骨脂 300g，胡桃肉 200g，法半夏 150g，云茯苓 300g，炒白术 300g，紫苏子 150g，葶苈子 150g，生磁石 300g，炒麦芽 300g，炒谷芽 300g，麦门冬 150g，五味子 120g，鹿角胶 300g，饴糖 500g。

方解：本方主要以温肾健脾纳气定喘为主，佐以咸寒软坚排痰。

五、 制方原则

本病治疗首先应该分清本虚与标实，膏方主要针对的是本虚，亦即是西医所言缓解期，在早期以气虚或气阴两虚为主，病位在肺、脾、肾，后期气虚及阳，以肺、肾、心为主，或阴阳两虚。摄纳、温肾可以助肺纳气，补上制下。

六、 膏方医案

颜德馨治赖先生肺脾虚弱、心阳不振案（膏方己卯冬日订）

血家曾经胃修补术，又病咳喘、心悸浮肿、形寒便溏、完谷不化、脉沉细、舌淡苔薄、唇紫、颈脉青筋暴露。心阳不足，火不生土，瘀滞脉络，气化失宣。经云：天以清轻辟乎上，地以重浊辟乎下，运以回荡应乎中，三才之用。宗温阳化瘀，扶正祛邪，斡旋为第一要义。

处方：

黄芪 300g，生蒲黄（包）90g，佛耳草 90g，路党参 150g，益母草 150g，白芥子 90g，紫丹参 150g，泽泻 90g，干姜 15g，玉苏子 90g，当归 90g，炙远志 90g，葶苈子 150g，赤芍 90g，川象贝各 45g，苏木 90g，桃仁 90g，功劳叶 90g，淡附片 45g，柴胡 45g，南沙参 90g，泽兰 90g，炙地鳖 45g，桑皮 90g，茯苓 90g，法半夏 90g，降香 24g，苍白术各 90g，

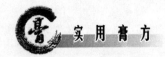

青陈皮各 45g，枇杷叶（包）90g，防己 90g，光杏仁 90g，净车前 90g，川桂枝 45g，细辛 45g，天台乌 90g。

上味共煎浓汁，去渣，文火熬糊，入鹿角胶 150g，饴糖 500g，烊化，再入血竭粉 30g 掺匀。每服一匙，开水冲饮。

按：本案血家，素有胃出血历史，曾经修补，但术后仍有形寒便溏、完谷不化，虽经修补，补而未复。再病咳喘，颈脉青筋暴露，是颈静脉怒张的外在表现，症见心悸浮肿，足以证明心肺功能俱伤，肺主气司卫，心主血属营，心血朝于肺，肺气注于脉。血不化气，水精南布，气不化血，升降失度。天以清轻辟上则职司治节之能，心主亦安；地以重浊辟地则肾水在位不致凌上，脾土亦旺。膏方采温心阳益心气，蠲痰饮肃肺气，化瘀浊健脾气而获效，得天地人三才之斡旋，宜心肺脾三藏之用舍，必有助病患之恢复也。

咳　嗽

一、概述

咳嗽是指肺失宣降，肺气上逆作声，咯吐痰液而言，分别而言有声无痰为咳，有痰无声为嗽，一般痰声并见，难以分开，以咳嗽并称。咳嗽常见于上呼吸道感染、支气管炎、支气管扩张、肺炎等疾病。

二、病因病机

咳嗽的病变主脏在肺，与肝、脾有关，久则及肾。外感六淫内邪干肺，主要病机为邪犯于肺，肺气上逆。外感咳嗽属于邪实，为六淫外邪犯肺，肺气壅遏不畅所致。内伤咳嗽的病理因素主要为痰与火。多由脏腑功能失调，内邪上干于肺所致。二者相互为病，互为因果。

三、诊查要点

（一）病证鉴别

1. 辨外感与内伤

外感：多是新病，起病急，病程短，常伴肺卫表证，属于邪实。

内伤：多为久病，常反复发作，病程长，可伴见他脏形症，多属邪实正虚。

2. 辨咳嗽特点

包括时间、节律、性质、声音以及加重的有关因素。

3. 辨痰

包括痰的色、质、量、味。

（三）相关检查

详细询问病史、起病情况，认真查体以及血常规、血沉、痰培养、胸部摄片等检查。

四、辨证论治

（一）辨证要点

1. 辨外感与内伤

2. 辨证候虚实

（二）治疗原则

要分清邪正虚实，外感多为实证，应祛邪利肺。内伤多为邪实正虚，标实为主治以祛邪止咳，本虚为主治以扶正补虚。

（三）证治分类

1. 外感咳嗽

（1）风寒袭肺

症状：咳嗽声重、气急、咽痒、咯痰稀白、鼻塞流清涕、头痛、肢体酸楚、恶寒发热、无汗，舌苔薄白、脉浮或浮紧。

证机概要：风寒袭肺，肺气失宣。

治法：疏风散寒，宣肺止咳。

方药：三拗汤合止嗽散、止嗽散、三拗汤。

（2）风热犯肺

症状：咳嗽频剧、气粗或咳声嘶哑、喉燥咽痛、咯痰不爽、痰黏稠或黄、咳时汗出、鼻流黄涕、口渴、头痛身楚、恶风、身热，舌苔薄黄、脉浮数或浮滑。

证机概要：风热犯肺，肺失清肃。

治法：疏风清热，宣肺止咳。

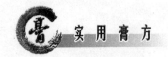

方药：桑菊饮。

（3）风燥伤肺

症状：干咳、连声作呛、喉痒、咽喉干痛、唇鼻干燥、无痰或痰少而黏、不易咯出、痰中有血丝、口干鼻塞、头痛、微寒、身热、舌质红干少津、苔薄白或薄黄、脉浮数。

证机概要：风燥伤肺，肺失清润。

治法：疏风清肺，润燥止咳。

方药：桑杏汤。

注解：急性外感咳嗽不是膏方的适用类型。

2. 内伤咳嗽

（1）痰湿蕴肺

症状：咳嗽反复发作、咳声重浊、痰多、痰出嗽平、痰黏稠或稠厚成块、色白或灰、清晨或食后加重、胸闷、脘痞、呕恶、食少、体倦、大便时溏、舌苔白腻、脉濡滑。

证机概要：脾湿生痰，上渍于肺，壅恶肺气。

治法：燥湿化痰，理气止咳。

方药：二陈平胃散合三子养亲汤。

处方：苍术 300g，化橘红 300g，厚朴 300g，炙甘草 200g，茯苓 300g，法半夏 300g，苏子 300g，葶苈子 300g，白术 300g，莱菔子 300g，党参 300g，白芥子 120g，藿香 300g，石菖蒲 300g，麻黄 100g，胡黄连 100g，干姜 100g，炒麦芽 300g，桔梗 100g，炒枳壳 100g，冰糖1 000g。

方解：本方主要以健脾利湿、芳香化湿、醒脾和胃为法。

（2）痰热郁肺

症状：咳嗽、气息粗促、喉中有痰声、痰多黏厚或稠黄、咯吐不爽，或有热腥味，或咯血痰、胸胁胀满、咳时引痛、面赤、身热、口干而黏、欲饮水、舌质红、苔薄黄腻、脉滑数。

证机概要：痰热壅肺，肺失肃降。

治法：清热肃肺，豁痰止咳。

方药：清金化痰汤。

处方：鲜芦根 600g，冬瓜仁 300g，桃仁 150g，生薏米 300g，鱼腥草 300g，蛇舌草 300g，黄芩 300g，炙麻黄 150g，生石膏 300g，生甘草

150g，杏仁 150g，天竺黄 150g，片姜黄 120g，生大黄 100g，蝉衣 100g，白僵蚕 100g，炙杷叶 150g，功劳叶 150g，地龙 150g，仙鹤草 150g，败酱草 200g，龙胆草 100g，黄连 120g，炒麦芽 300g，冰糖1 000g。

方解：本方以清热解毒、化痰排痰为主。

（3）肝火犯肺

症状：上气咳逆阵作、咳时面赤、咽干口苦、常感痰滞咽喉而咯之难出、量少质黏、胸胁胀痛、咳时引痛、随情绪波动而增减、舌红或舌边红、苔薄黄少津、脉弦数。

证机概要：肝郁化火，上逆侮肺。

治法：清肺泻肝，顺气降火。

方药：黛蛤散合泻白散。

处方：旋复花 300g，白芍药 300g，甘草 300g，黛蛤散 300g，赤芍药 300g，化橘红 300g，青皮 100g，川楝子 100g，荆芥穗 100g，白僵蚕 100g，元胡 100g，枯黄芩 300g，木蝴蝶 300g，锦灯笼 100g，前胡 200g，炙杷叶 150g，淡豆豉 300g，生栀子 150g，紫菀 300g，生龙骨 300g，生牡蛎 300g，龙胆草 150g，郁金 200g，金果榄 300g，粉丹皮 300g，桑白皮 300g，百部 300g，地骨皮 300g，冰糖1 000g。

方解：本方以疏肝、清肝、柔肝、凉血、解毒、利咽止咳为主。

（4）肺阴亏耗

症状：干咳、咳声短促、痰少黏白、痰中带血丝、声音逐渐嘶哑、口干咽燥、午后潮热、颧红、盗汗、日渐消瘦、神疲、舌质红少苔、脉细数。

证机概要：肺阴亏耗，虚热内灼，肺失润降。

治法：滋阴润肺，化痰止咳。

方药：沙参麦冬汤。

处方：南沙参 300g，北沙参 300g，知母 300g，炙鳖甲 300g，大生地 300g，粉丹皮 300g，赤芍 300g，麦门冬 300g，法半夏 100g，款冬花 300g，紫菀 300g，炙麻黄 100g，苦杏仁 100g，生甘草 100g，茜草 100g，银柴胡 300g，地骨皮 300g，桑白皮 300g，蝉衣 100g，白僵蚕 100g，五味子 100g，枯黄芩 200g，乌梅 100g，冰糖1 000g。

方解：本方以滋阴润肺、宣肺止咳、凉血清肝、养阴清虚热为主。

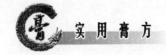

五、制方原则

为咳嗽之病而设置膏方治疗，多是常年、慢性发病者。辨证上，首要辨脏腑，除要治肺，还要治脾、胃、肝、肾等；次要辨痰，辨湿痰、黏痰、燥痰、老痰、顽痰。呼吸系统慢性疾病或因虚致实，或因实致虚，而迁延日久，多呈虚实夹杂、本虚标实之势。或遇外感风寒、饮食劳倦、七情触犯，则更虚其本，而形成虚者愈虚、实者愈实的恶性循环。故而此时的疾病多处于以本虚为主导，夹杂邪实的过程。膏方中多入补益之剂，辨气血阴阳、有余不足而配制，可扶助正气、平衡阴阳，使正虚得复，正气存内，邪不可干，故可阻遏外邪侵袭，提升自身之抗邪能力。

六、膏方医案

张聿青治鲍左久咳伤阴案

鲍左，自幼即有哮咳，都由风寒袭肺。痰滞于肺络之中，所以隐之而数年若瘥，发之而累年不愈，今则日以益剧，每于醋睡之中，突然呛咳，由此而寤，寤频咳，其咯吐之痰，却不甚多。夫所谓袭肺之邪者，风与寒之类也。痰者，有质而胶黏之物也。累年而咳不止，若积痰为患，何以交睫而痰生，白昼之时，痰独何往哉？则知阳入阴则卧，阴出于阳则寤。久咳损肺，病则不能生水，水亏不能涵阳，致阳气预收反逆，逆射太阴，实有损乎本元之地矣。拟育阴以配其阳，使肺金无所凌犯，冀其降令得行耳。方用：炒黄南沙参四两，炒松麦冬一两五钱，云茯苓四两，海蛤壳打五两，川贝母去心二两，蜜炙款冬花一两，蜜炙橘红一两，炒香玉竹三两，蜜炙紫菀肉二两，甜杏仁去皮水浸打绞汁三两，煨代赭石四两，川石斛三两，牛膝炭二两，杜苏子五两水浸打绞汁冲入，蜜炙百部二两。共煎浓汁，用雪梨二斤，白蜜二两，同入，徐徐收膏。

按：内伤咳嗽中有一种难治的类型是阴伤久咳，患者往往呛咳不已，无痰或咯少量黏痰，每见舌质干红，口干咽痒。此时投常用止咳化痰药罔效，甚或加重病情。本案以育阴配阳，润肺止咳为法，用沙参麦冬汤合清燥救肺汤加味，又配以雪梨、白蜜滋养肺阴，制成膏剂服用，可望肺金安宁，燥痰得化，呛咳自愈。

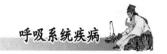

哮　病

一、概述

哮病是一种发作性痰鸣气喘疾病，以喉中哮鸣有声，呼吸气促困难，甚至喘息不能平卧为临床特征。西医称之为"支气管哮喘"，是一种气道慢性炎症性疾病，临床上表现为反复发作的伴有哮鸣音的呼气性呼吸困难、胸闷或咳嗽，可自行缓解或治疗后缓解。哮喘是一种常见病，在我国发病率接近 1%，约半数在 12 岁以前发病。

二、病因病机

中医学认为引起哮喘的常见病因有以下三项：一是外邪侵袭，如感受风寒或风热之邪，邪蕴于肺，或吸入花粉、烟尘、异味气体等；二是饮食不当，如饮食生冷，或嗜食酸咸肥甘，或进食海鲜蟹虾等发物；三是体质虚弱，如先天不足，体质素弱或病后体弱。

以上原因既是引起哮喘的重要病因，也是每次发病的诱因，如气候突变、饮食不当、情志失调、过度劳累等俱可诱发，其中尤以气候因素为主。

中医学认为哮喘产生的最重要病理因素是"痰"。"痰"的概念狭义者是指咳嗽咯吐出的白色或黄色的液体；广义者是指一种"无形之痰'，是人体内水液代谢障碍而形成的病理产物。中医学认为哮喘之所以反复发作、不易治愈的原因就在于"痰"在作怪，并把它称为是"夙根"。在哮喘急性发作时，由于"痰"受到外邪的引触，痰随气升，阻塞气道，肺气宣降异常，而出现痰鸣如吼、呼吸困难，辨证一般属于实证；如果哮喘反复发作，正气必然受到损害，就会出现肺、脾、肾三脏的虚证。

三、诊查要点

哮病（支气管哮喘）多与先天禀赋有关，有过敏史或家族史。该病起病突然，发作时喉中哮鸣有声，呼吸困难，甚则张口抬肩，鼻翼煽动，不能平卧，或口唇指甲紫绀。约数小时至数分钟后缓解。呈反复性发作，常

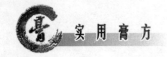 实用膏方

因气候变化、饮食不当、情志失调、劳累等因素而诱发。发作前多有鼻痒、喷嚏、咳嗽、胸闷等先兆。查体两肺可闻及哮鸣音，或伴有湿罗音。除症状外，确诊哮病也要依据一定的客观检查。针对哮病主要进行血常规、胸部 X 线或 CT 检查以及肺功能检查（最重要）。血常规中嗜酸性粒细胞可增高，如并发感染可有白细胞总数增高，中性粒细胞比例增高。外源性者血清 IgE 值增加显著，痰液涂片可见嗜酸性粒细胞。胸部 X 线或 CT 一般无特殊改变，但可进行一些其他疾病的鉴别诊断，防止误诊漏诊。肺功能检查是支气管哮喘的"金标准"。

四、 辨证论治

（一）辨证要点

哮病主辨虚实，次分寒热。

本病属邪实正虚，初病在肺，久病及脾入肾，发作时以实症为主，未发时以虚症为主，而久病正虚者发作时每多虚实夹杂。发作之时运用中药汤剂祛邪豁痰，利气平喘，不宜膏方。而虚症常见肺虚、脾虚、肾虚三型，当然临床上不仅三型可以夹杂，且也可兼瘀血、痰浊。

1. 肺虚型

临床见乏力气短，语声低怯，咯痰清稀、色白，平素自汗、怕风，常易感冒，每因气候变化而诱发，发作前喷嚏频作，鼻塞流清涕，面色淡白，音质淡，苔薄白，脉弱。

2. 脾虚型

临床见胃口不佳，饮食不多，食后腹胀，大便溏薄，乏力肢倦，形体消瘦，面色萎黄，或平素痰多色白，或食油腻易腹泻，每因饮食不当而引发，舌质谈，苔薄白或白腻，脉细。

3. 肾虚型

症见平素短气息促，动则为甚，腰酸腿软，头晕耳鸣；或口干渴喜冷饮，手足心热，舌质红，苔薄白或少苔或无苔，脉细数；或大便溏薄，小便清长，夜尿多，面色㿠白或黧黑，舌质淡，苔薄白，脉沉细无力。

（二）治疗原则

支气管哮喘治疗应遵循"已发时攻邪为主，未发时扶正为主"的原则。所以当患者哮喘急性发作时应运用汤剂攻邪治疗，而在冬令缓解之时

以服用膏方扶正为主。扶正应分清脏腑阴阳，病位在肺，或用益肺气或养肺阴；病位在脾，多施以健脾化痰之法；病位在肾，或用温阳法或施滋水法。但由于病情反复发作，久病入络有瘀，酌情运用活血化瘀法可以增加疗效；又因为本病不易治愈的原因就在于"夙根"为"痰"，所以制订膏方不可忽视化痰法的运用。

（三）证治分类

1. 肺虚型

证机概要：肺气虚衰，水津不布。

治法：润肺降气。

方药：苏子煎。

主治：上气咳嗽，痰中带血，或干咳少痰、胸闷气促等症，

处方：苏子100g，生姜汁1 000ml，地黄汁1 000ml，杏仁1 000g，蜂蜜500g。

制法：上五味，捣苏子，以地黄计、姜汁浇之，以绢绞取汁，更捣以汁浇，又绞令味尽，去渣，熬杏仁令黄黑，饴如脂，又以向汁浇之，绢绞往来六七度，令味尽，去渣加蜜，合和置铜器中，于汤上煎之，令如饴。

用法：每服一匙，开水冲服。

2. 脾虚型

证机概要：肺脾两虚，运化失常，痰浊内生。

治法：补益肺脾，消痰平喘。

方药：小叶膏滋（黄芪膏）。

主治：咳嗽痰喘（慢性气管炎）。

处方：烈香杜鹃100g，黄芪10g，蒲公英10g。

制法：用水熬蒸烈香杜鹃，然后用酒精提膏，用水煎黄芪、蒲公英熟后，再用糖适量收膏。

用法：一日服三次，每服一茶匙。

3. 肾虚型

证机概要：肺肾两虚，肾不纳气。

治法：补益肺肾，养阴益气。

方药：地黄煎。

主治：肺肾阴虚，咳嗽气促，口干便秘，五心烦热等症。

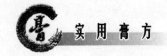

处方：生地黄2 000ml，麦门冬5 000ml，生姜汁60ml，紫菀90g，款冬90g，贝母90g，炙甘草90g，蜂蜜5 000ml。

制法：上药加水适量，煮后去渣，加地黄汁、麦门冬汁、姜汁等，煎三十沸，下蜜，煎如饴。

用法：每服一匙，开水冲服。

五、 预防调护

（一）适当身体锻炼，多进行散步等缓慢有氧运动，行呼吸操锻炼，增强肺功能。

（二）适时增减衣物，预防感冒，如有明确过敏物质也应尽可能避免接触。

（三）饮食宜清淡，忌油腻辛辣燥热，保持充足的睡眠。

喘　　证

一、 概述

喘证是指由于外感或内伤，导致肺失宣降，肺气上逆或气无所主，肾失摄纳，以致呼吸困难，甚则张口抬肩，鼻翼煽动，不能平卧为临床特征的一种病症。

轻者仅表现为呼吸困难，不能平卧；重者稍动则喘息不已，甚则张口抬肩，鼻翼煽动；严重者，喘促持续不解，烦躁不安，面青唇紫，肢冷，汗出如珠，脉浮大无根，甚则发为喘脱。西医一般慢性支气管炎、慢性阻塞性肺疾病均属此类。

二、 病因病机

中医学一般认为本病的发生与外邪的侵袭和正气不足、脏腑功能失调有关。若外邪袭肺，病邪从口鼻或皮毛而入，侵袭人体，使肺气宣降失常，导致肺气上逆，而出现咳嗽、咯痰，甚至喘息；另一方面是由于正气不足、脏腑功能失调。本病多发生于中老年人，体质素弱，正气不足，所以气候稍变或寒冷季节，邪气易于入侵，引起旧疾复发；或由于咳嗽、咯痰、喘息持续发作，连续数年，进而损伤人体正气，导致脏腑功能失调。此外本病之发生还与患者的不良嗜好有关，尤其是吸烟造成烟毒内蕴，肺气受损，所以本病患者必须戒烟。

三、 诊查要点

喘证具有喘促气短，呼吸困难，甚至张口抬肩，鼻翼煽动，活动耐力减低，口唇发绀等症状；有季节发作特点，一般会有香烟暴露史，查体两肺可闻及干、湿性罗音或哮鸣音。确诊喘证也要依据一定的客观检查。针对喘证主要进行血常规、胸部 X 线或 CT 检查，以及肺功能检查（最重要）。血常规中嗜酸性粒细胞可增高，如并发感染可有白细胞总数增高，中性粒细胞比例增高；胸部 X 线或 CT 可见慢性支气管炎改变或肺气肿征象；肺功能检查有助于疾病的诊断。

四、 辨证论治

（一）辨证要点

1. 辨虚实（见表 1）

表 1　喘证辨虚实

	实　喘	虚　喘
病程	新病	久病，或急性发作
声音	声音高大，伴痰鸣咳嗽	声音低微，少有痰鸣咳嗽
呼吸	呼吸深长有余，以呼出为快，气粗	呼吸短促难续，吸气不利
脉象	数而有力	微弱或浮大中空
病势	骤急	徐缓，时轻时重，遇劳即甚

2. 实喘辨外感与内伤

外感：起病急，病程短，多伴表证。

内伤：起病缓，病程长，反复发作，无表证。

3. 辨病位

外邪、痰浊、肝郁气逆：病位在肺，邪壅肺气。

久病劳欲：肺、肾出纳失常。

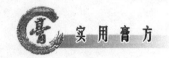

（二）治疗原则

1. 辨虚实寒热

实喘：治肺，祛邪利气。寒邪以温宣；热邪以清肃；痰浊即化痰；气滞即降气、理气。

虚喘：治在肺、肾，以肾为主。培补摄纳，可补肺、健脾、益肾；亦可益气、滋阴、温阳、纳气。

虚实夹杂，下虚上实：分清主次，标本兼治。

寒热错杂：温清并用。

2. 注意事项

虚喘尤重治肾，扶正当辨阴阳。

扶正：补肺、健脾、益肾、养心，每多相关，应结合应用。

分阴阳：阳虚者温阳益气，阴虚者滋阴填精，阴阳两虚者阴阳两顾。

纳气归肾：肾为气之根，纳气归元，使根本得固。

（三）证治分类

本病初病在肺，久病及脾入肾，急性发作多实症，缓解时多见虚症。实症自不宜膏方，而虚症常见肺肾阴虚、脾肾阳虚两型。

1. 肺肾阴虚型

症状：形体消瘦，头晕耳鸣，腰膝酸软，大便偏干，手足心热，口干渴喜冷饮；或盗汗，干咳少痰，舌质红少津，脉细数。

证机概要：肺肾阴虚。

治法：补肾润肺，滋阴降火。

方药：加味百花膏。

功效：润肺止咳化痰。

主治：老年体虚，咳嗽，痰黏难咯。适合慢性气管炎患者长期服用。

处方：炙百部240g，款冬花、紫菀各240g。

制法：加水煎取汁，加炼蜜240g收膏。

用法：每服1匙，一日3次。

2. 脾肾阳虚型

症状：临床可见短气息促，动则为甚，神疲乏力，腰膝酸软，大便溏薄，小便清长，畏寒肢冷（尤以下肢为甚）。男子可有阳痿、早泄、精冷。女子可有性欲减退。面色㿠白或黧黑，舌质淡，苔薄白，脉沉细无力。

证机概要：脾肾阳虚。

治法：温肾健脾，纳气平喘。

方药：五味膏。

主治：气管炎咳嗽。

处方：五味子、当归、青皮、茯苓、桑白皮、半夏、川贝、甘草各240g，杏仁30g。

制法：用水煎成汁，去渣，用冰糖适量熬膏。

用法：每服2匙，一日2次。

禁忌：忌烟茶。

五、 预后转归

中医学对本病积累了丰富的治疗经验，方法多样，疗效显著。不仅可以有效地缓解急性发作时的症状，而且通过膏方"扶正固本"的方法，可以减少甚至防止复发。

六、 预防调护

（一）适当身体锻炼，多进行散步等缓慢有氧运动，行呼吸操锻炼，增强肺功能。

（二）适时增减衣物，预防感冒。

（三）饮食宜清淡，忌油腻辛辣燥热，保持充足的睡眠。

七、 编后语

本病的治疗原则是发作时治标——祛邪平喘，平时（缓解期）治本——采用补肺、健脾、益肾等方法以起到扶正固本的作用来减少、减轻、控制其复发。虽然部分患者在缓解期没有症状，表面上与正常人无异，但实际上气道内的慢性炎症并没有控制，"痰"这一"凤根"并没有清除，所以也必须积极治疗。本病的防治一定要抓住冬令和夏季这两个关键时机。夏季采用"冬病夏治"之法，而冬令正值封藏之际，最宜应用膏方调补之法，多能取得良好效果。膏方调补之法即扶正祛邪之法。扶正要在补肺、健脾、益肾，犹以益肾为大法，祛邪则不忘活血化瘀与豁痰逐湿。若慢性支气管炎急性发作，症见喘息、咳嗽、痰多而黄，应赴医院门诊、急诊甚至住院治疗，不宜膏方调补。

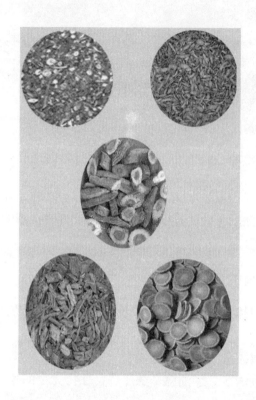

循环系统疾病

胸痹心痛（心绞痛）

一、概述

心绞痛是指由于冠状动脉粥样硬化狭窄导致冠状动脉供血不足，心肌暂时缺血与缺氧所引起的以心前区疼痛为主要临床表现的一组综合征。冠心病目前在我国的发病率呈逐年上升趋势，严重危害着人民群众的健康和生活。冠心病一般包括五种类型，危害最严重的是急性心肌梗死，常需要紧急救治，否则危险性极高；发生率最多的是心绞痛，包括稳定型和不稳定型心绞痛，其中稳定型心绞痛属于最轻型的冠心病；此外还有心脏骤停、无痛性心肌缺血和缺血性心肌病。这五种情况临床上可以互相转换，取决于病变是否进展、治疗是否有效。下面重点介绍心绞痛的相关内容。心绞痛属于中医胸痹范畴，一般认为是多因素综合引起的结果。心绞痛的主要病理改变是不同程度的冠状动脉粥样硬化。目前认为引起冠状动脉粥样硬化的危险因素有血脂代谢紊乱、高血压、糖尿病、吸烟、肥胖、高尿酸血症、高纤维蛋白原血症、遗传因素等等。此外男性、老年、不爱运动者多发。

临床上常将心绞痛分为稳定型心绞痛和不稳定型心绞痛两种类型。稳定型心绞痛是指在一段时间内的心绞痛的发病保持相对稳定，心绞痛以发作性胸痛为主要临床表现，疼痛的部位主要在心前区，有手掌大小范围，界限不很清楚，常放射至左肩、左臂内侧达无名指和小指，有时也可发生颈、咽或下颌部不适。胸痛常为压迫、发闷或紧缩性，也可有烧灼感，但不尖锐，不像针刺或刀扎样痛，发作时，患者往往不自觉地停止原来的活动，直至症状缓解。发作常由体力劳动或情绪激动（如愤怒、焦急、过度兴奋等）所激发，饱食、寒冷、吸烟、心动过速等亦可诱发。典型的心绞

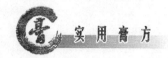

痛常在相似的条件下，早晨多发，疼痛一般持续 3～5 分钟后会逐渐缓解，舌下含服硝酸甘油也能在几分钟内使之缓解。可数天或数星期发作一次，亦可一日内发作多次。不稳定型心绞痛主要的特点是疼痛发作不稳定、持续时间长，和非 ST 段抬高性心肌梗死的共同表现特点为心前区痛，但是疼痛表现形式多样，发作诱因可有可无，可以劳力性诱发，也可以自发性疼痛。发作时间一般比稳定型心绞痛长，可达到 30 分钟，疼痛部位和放射部位与稳定型心绞痛类似，应用硝酸甘油后多数能缓解。但是也经常有发作不典型者，表现为胸闷、气短、周身乏力、恶心、呕吐等，尤其是老年女性和糖尿病患者。不稳定型心绞痛危险性大，易演变成心肌梗死。属于急性冠状动脉综合征，常常需要紧急处理。

膏方治疗范围为稳定型心绞痛，冠心病的其他表现如不稳定型心绞痛、心律失常、心力衰竭、心肌梗死患者不在本膏方治疗讨论范围内。

二、 病因病机

本病的发生多与寒邪内侵、饮食不当、情志失调、年老体虚等因素有关，其病机有虚实两方面：实为寒凝、气滞、血瘀、痰阻，痹遏胸阳，阻滞心脉；虚为心脾肝肾亏虚，心脉失养。本病多为先实而后虚，也有先虚而后致实者。临床常见的多是虚实夹杂。

1. 寒邪内侵：素体阳虚，胸阳不足，阴寒之邪乘虚侵袭，寒凝气滞，痹阻胸阳，而成胸痹。

2. 饮食不当：饮食不节，如过食肥甘生冷，或嗜酒成癖，以致脾胃损伤，运化失健，聚湿成痰，痰阻脉络，则气滞血瘀，胸阳失展，而成胸痹。

3. 情志失调：忧思伤脾，脾虚气结，气结则津液不得输布，遂聚而为痰；郁怒伤肝，肝失疏泄，肝郁气滞，甚则气郁化火，灼津成痰。无论气滞或痰阻，均可使血行失畅，脉络不利，而致气血瘀滞，或痰瘀交阻，胸阳不振，心脉痹阻，不通则痛，而发为胸痹。

4. 年迈体虚：本病多见于中老年人，年过半百，肾气渐衰。如肾阳虚弱则不能鼓舞五脏之阳，可导致心血不足或胸阳不振；肾阴亏虚则不能滋养五脏之阴可引起心阴内耗。心阴亏虚，心阳不振，又可使气血运行失畅。可以在本虚的基础上形成标实，导致气滞、血瘀，而使胸阳失运，心脉阻滞，发生胸痹。

三、 诊查要点

心绞痛主要临床症状体征和检查来诊断。症状如发作性胸痛，疼痛一般持续 3～5 分钟后会逐渐缓解，舌下含服硝酸甘油也能在几分钟内使之缓解。发作时可有心率增快、血压升高、皮肤凉或出汗，心电图检查显示心肌缺血，症状缓解后心电图显示缺血恢复。往往患者到医院后症状已经缓解，这时查心电图可以完全正常，可以作心电图运动负荷试验或 24 小时动态心电图，还可以作超声心动图、核素心肌扫描检查、冠状动脉 CT 检查、冠状动脉造影，化验检查血脂、血糖、尿酸、心肌酶等均有助于诊断，冠状动脉造影为诊断的金标准。

四、 辨证论治

根据中医的辨证论治来决定选方用药。

(一) 辨证要点

本病的主要特征是阵发性或转为持续性的胸闷、胸痛、肩背痛，或两臂内侧痛，痛有压榨感。其病位主要在心，但与脾、肾也有关系，是"本虚标实"之证。辨证首先当掌握虚实，分清标本，标实应区分气滞、阴寒、痰浊、血瘀的不同，本虚又应当区分阴阳气血亏虚的不同。

(二) 治疗原则

1. 基本原则

本病的治疗原则应先治其标，后顾其本；先从祛邪入手，然后再予扶正；必要时可根据虚实标本的主次，兼顾同治。祛邪治标常以活血化瘀、辛温通阳、泄浊豁痰为主，扶正固本常用温阳补气、益气养阴、滋阴益肾为法。

(1) 理气活血：调理气机、活血化瘀。气行则血行，气滞则血瘀，通过理气活血，使气血运行通畅，通则不痛。

(2) 祛湿涤痰：痰浊阻滞气机不通、血行不畅。祛除痰湿，疏通阳气，使气血通畅调达。

(3) 益气养阴：胸痹日久导致气阴两虚，气虚无以行血，阴虚脉络不利，使血行不畅，气血瘀滞，补养气阴，使得气血运行通畅。

（4）温阳通脉：病久阳气不足，胸阳不运，气机痹阻，血行瘀滞。需益气温阳，活血通脉，使得气血运行通畅。

2. 注意事项

急则治标，缓则治本，补其不足，泻其有余。治疗上治标不宜单纯祛邪，治本亦不宜一味滋补，当予补中寓通，通中寓补，通补兼施。

（三）证治分类

1. 气滞血瘀证

症状：胸痛有定处或如锥针刺其心，入夜更甚或胸闷痛，胸胁支满，憋气。舌苔白，舌质暗或有瘀斑，脉弦、细、涩或结代。

证机概要：气郁日久，瘀血内停，络脉不通。

治法：活血化瘀、通络止痛。

方药：

（1）归芎膏滋

功效：理气活血，通络止痛。

主治：胸部刺痛较重，固定不移，入夜更甚，憋气，时有心悸不宁。

处方：川芎150g、当归150g、赤芍180g、生地150g、桃仁150g、红花150g、枳实150g、香橼150g、柴胡150g、陈皮150g、甘草150g、元胡150g。

制法：以上各药熬汁去渣过滤，将汁炼至滴毛头纸上背面不洇为标准，收清膏。每清膏500g兑蜜1 000g，收膏装瓶。

用法：每次服15～20g，每日两次，白开水冲服。

（2）参檀膏滋

主治：胸部隐隐闷痛、胀满或伴有腹胀不舒。

处方：丹参250g、檀香60g、砂仁60g、赤芍150g、葛根150g、川芎150g、薤白150g。

制法：以上各药熬汁去渣过滤，将汁炼至滴毛头纸上背面不洇为标准，收清膏。每清膏500g兑蜜1 000g，收膏装瓶。

用法：每次服15～20g，每日两次，白开水冲服。

2. 痰湿阻滞

症状：胸胁痞满痛，恶心，有痰伴头晕、心悸，肢体沉重，多见于形体肥胖者。舌苔白滑或白腻，舌质暗淡，舌体胖边有齿痕，脉滑。

证机概要：痰浊盘踞、痰浊困脾，脾气不运、胸阳失展，气机痹阻不畅、阻滞络脉。

治法：温阳泄浊，豁痰开窍。

方药：

（1）苓夏膏滋

功效：祛湿涤痰。

主治：胸胁痞满痛、恶心，有痰伴头晕、心悸。

处方：茯苓250g、法半夏150g、橘红150g、枳实70g、竹茹70g、制南星40g、白术150g、厚朴70g、白芥子40g、生姜40g、甘草50g。

制法：以上各药熬汁去渣过滤，将汁炼至滴毛头纸上背面不洇为标准，收清膏。每清膏500g兑蜜1 000g，收膏装瓶。

用法：每次服15～20g，每日两次，白开水冲服。

（2）蒌薤膏滋

处方：瓜蒌150g、薤白150g、半夏100g、干姜40g、白蔻仁100g、陈皮100g。

制法：以上各药熬汁去渣过滤，将汁炼至滴毛头纸上背面不洇为标准，收清膏。每清膏500g兑蜜1 000g，收膏装瓶。

用法：每次服15～20g，每日两次，白开水冲服。

3. 胸阳不振，心脉闭阻

症状：阵发胸痛、气短、心悸、精神倦怠，自汗或冷汗，面色㿠白，肢冷或肿胀。舌苔白滑或白腻，舌质淡，舌体胖。

证机概要：寒邪内侵致阳气不运，气机阻痹，气血运行不畅。

治法：温阳通脉、开痹散寒。

方药：蒌薤膏滋。

主治：阵发胸痛、气短、心悸、精神倦怠，自汗或冷汗，面色㿠白，肢冷或肿胀。

处方：瓜蒌300g、薤白250g、丹参250g、赤芍180g、红花180g、川芎70g、降香70g、桂枝150g、仙灵脾150g、生黄芪300g。

制法：以上各药熬汁去渣过滤，将汁炼至滴毛头纸上背面不洇为标准，收清膏。每清膏500g兑蜜1 000g，收膏装瓶。

用法：每次服15～20g，每日两次，白开水冲服。

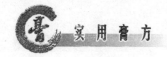

4. 心肾阴虚

症状：胸闷且痛、心悸盗汗、心烦不寐、腰膝酸软、耳鸣、头晕、舌红或有紫斑，脉细代数或细涩。

证机概要：病久，长期气血运行失畅，瘀滞阻痹不能充润五脏，致心肾阴亏。

治法：滋阴益肾，养心安神。

方药：地萸膏滋。

主治：胸闷痛，心悸，盗汗，头晕，耳鸣如蝉，心烦失眠。

处方：熟地 200g、山萸肉 150g、枸杞子 150g、山药 150g、茯苓 150g、甘草 150g、首乌 200g、女贞子 150g、鳖甲胶 80g、阿胶 80g、五味子 150g、木香 60g、麦冬 200g、酸枣仁、当归、丹参。

制法：以上各药熬汁去渣过滤，每 500g 兑蜜 1 000g，收膏装瓶。

用法：每次服 15～20g，每日两次，白开水冲服。

5. 气阴两虚

症状：胸闷隐痛，时作时止，心悸气短，倦怠懒言，面色少华，头晕目眩，遇劳则甚。舌偏红或者有齿印，脉细弱无力或结代。

证机概要：胸痹日久，气阴两虚，心脉失养，气虚无以行血，阴虚脉络不利，致血行不畅，气血瘀滞。

治法：益气养阴，活血通络。

方药：参地膏滋。

处方：党参 150g、生地黄 150g、熟地 150g、黄芪 150g、白术 100g、茯苓 100g、甘草 100g、麦冬 100g、当归 100g、白芍 100g、远志 100g、阿胶 150g、五味子 100g、丹参 100g、益母草 100g、郁金 100g、五灵脂 60g。

制法：以上各药熬汁去渣过滤，每 500g 兑蜜 1 000g，收膏装瓶。

用法：每次服 15～20g，每日两次，白开水冲服。

五、预后转归

胸痹属于内科急症、重症，但只要及时诊断处理，辨证论治正确，患者能够很好地配合，一般都能够很好地控制和缓解病情。

如若临床失治、误治，或患者不遵医嘱，失于调摄，则病情进一步发展，瘀血闭塞心脉，心胸猝然大痛，持续不解，伴有气短喘促，四肢不温或逆冷青紫等真心痛表现，预后显然不佳，但若能及时正确地抢救，也可转危为安。

若心阳阻遏，心气不足，鼓动无力，可见心动悸、脉结代，尤其是真心痛伴脉结代，如不及时发现，正确处理，可导致晕厥或猝死，必须高度警惕。若心肾阳衰，饮邪内停，水饮凌心射肺，可见浮肿、尿少、心悸、喘促等症，此为重症，必须警惕有死亡的危险。

六、 预防调护

（一）合理饮食

不要偏食，不宜过量。饮食要以清淡、少油腻、易消化食物为主。要控制高胆固醇、高脂肪食物，多吃素食；还应少量多餐，每日 4～5 餐为宜，避免吃得过饱，因饱餐及高脂肪能诱发急性心肌梗死；要多吃蔬菜、水果，因蔬菜水果中含有丰富的维生素、矿物质和膳食纤维，对防治冠心病有重要意义。

忌用、少用食物：咖啡、酒、糖、浓茶、奶油、巧克力、肥肉、动物内脏、动物脑、椰子油、墨鱼、鱿鱼、蚌、螺、蟹黄、蛋黄等。

宜用食物：玉米、高粱、小米、糙米、麦麸、枣、蔬菜、水果、植物油、山楂、苋菜、荠菜、茶叶、蘑菇、香菇、木耳、银耳、紫菜、海带、豆制品、瘦肉等。

（二）调理生活起居

生活要有规律，纠正不良生活习惯。避免暴饮暴食以防增加血流速度，加重心脏负担，诱发心绞痛；可多喝茶，要戒烟、限酒；注意保持乐观精神，工作有序，劳逸结合，睡眠充足，培养多种情趣；保持情绪稳定，切忌急躁、激动或闷闷不乐。尤其是节日期间，要注意保持情绪稳定，避免过度兴奋和紧张。对于打牌、下棋等竞争性较强的文娱活动，一定要控制时间不能长，强度不能大，保持良好的心情状态。另外要保持适当的体育锻炼活动，如快步走、慢跑、太极拳等，可增强体质，增强心脑血管的功能，改善供血。

（三）心理调整，适当运动

遇事要心平气和。冠心病患者往往脾气急躁，故易生气和得罪别人。

必须经常提醒自己遇事要心平气和，增加耐性。要宽以待人。遇事要想得开，放得下。过于精细、求全责备常常导致自身孤立，而这种孤立的心理状态会产生精神压力，有损心脏。冠心病患者对子女、金钱、名誉、地位以及自己的疾病都要坦然、淡化。运动要适当，以不感觉累为原则。

另外还可掌握一套身体锻炼和心理调节的方法，如自我放松训练，通过呼吸放松、意念放松、身体放松或通过气功、太极拳等活动，增强自身康复能力。

七、 编后语

胸痹病因有内因和外因两种，心虚为表现，肾虚为根源。所以胸痹心痛以气滞、血瘀、痰浊、寒凝为标，气、阴虚为本，表现于心，根源于肾。膏方具有明显的滋补作用，补养兼治疗，可以预防和减少心血管病的发生发展，改善体质，减少发作的次数，改善症状，缓解病情，疗效确切。

高血压（眩晕）

一、 概述

高血压是最常见的慢性病之一，也是心脑血管病最常见的危险因素，多见于中老年人，属于传统中医学的眩晕、头痛范畴。症状因人而异，早期可能无症状，仅仅会在劳累、精神紧张、情绪波动后发生血压升高，并在休息后恢复正常。随着病情进展血压明显地升高，常见症状有头痛、头晕、注意力不集中、记忆力减退，当血压突然升高到一定程度时，会出现剧烈头痛、呕吐、眩晕等症状。要注意症状的严重程度与血压升高的水平并无一致关系，高血压患者不能以症状的程度来估计血压的高低，以及增减降压药物的服用剂量。

二、 病因病机

本病的发生常与情志失调、饮食不节、内伤虚损等因素有关。如劳伤过度或肾亏，肾阴虚亏、肝失所养则肝风内动，血少则脑失所养，精亏则髓海不足，均可导致眩晕头痛；长期精神紧张或忧思恼怒、肝气郁结，郁久化火；或者恣食肥甘、过度饮酒损伤脾胃，脾失健运、湿浊阻遏，久蕴化火；痰火为患，则清阳不升、浊阴不降，引起眩晕、头痛等症。

三、 诊查要点

高血压的诊断主要依据血压的正确测量，高血压诊断标准是收缩压≥140mmHg，和/或舒张压≥90mmHg；正常收缩压为 120～139 mmHg，收缩压 80～89 mmHg。一旦诊断有高血压，必须进一步检查有无引起高血压的基础疾病，即鉴别是原发性还是继发性高血压。如为原发性高血压，除病史和体格检查外，还需要作实验室检查，以便评估其危险因素及有无靶器官的损害，如查心电图、超声心动、肾功能、尿常规、眼底检查等等。

四、 辨证论治

根据中医的辨证论治来决定选方用药。

（一）辨证要点

本病以虚证及本虚标实多见，最常见肝阳上亢、气血亏虚。实证较少，要辨清虚实。

（二）治疗原则

《临证指南医案·眩晕门》："经云诸风掉眩皆属于肝，头为六阳之首，耳目口鼻皆系清空之窍，所患眩晕者，非外来之邪，乃肝胆之风阳上冒耳，甚则有昏厥跌仆之虞。"

基本原则：熄风潜阳、滋补肝肾、标本兼治。

1. 熄风潜阳、清火化痰：发病急者多偏实证，治以熄风潜阳、清火化痰，以祛其实邪。

2. 补气养血、健脾益肾：发病缓者多虚证，或本虚标实，当以补养肝肾以治其本。

3. 滋补肝肾、平肝潜阳：本虚标实者宜滋补肝肾、熄风潜阳、补虚祛实。

注意事项：实证治疗时也不宜一味驱邪，要兼顾正气，急性期过后，要随时诊查正气之虚实，注意加上扶正补益之品。

（三）证治分类

1. 肝火亢盛证

症状：眩晕、头胀痛、耳中轰鸣、面红目赤、口苦、烦躁、便秘、尿

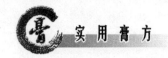

赤、舌红、苔黄、脉弦。

证机概要：素体阳盛或肝气郁结，郁久化火，肝火亢盛，扰动清窍。

治法：平肝潜阳、清肝泻火。

方药：龙胆泻肝膏滋。

主治：头胀痛、耳中轰鸣、面红目赤、口苦烦躁、便秘尿赤。

处方：龙胆草50g、栀子100g、黄芩100g、生地黄150g、菊花60g、钩藤150g、白术100g、白芍100g、赤芍100g、柴胡100g、夏枯草100g、生石决200g、白蒺藜100g、山萸肉100g、生地150g、木香60g、丹皮100g。

制法：生石决先煎，上药共煎，去渣浓缩，加入鳖甲胶100g、龟板胶100g。收清膏。每清膏500g兑蜜1 000g，收膏装瓶。

用法：每次服15～20g，每日两次。

2. 肝阳上亢证

症状：眩晕耳鸣、头痛，每因烦劳或恼怒而头晕、头痛加剧，时面潮红，急躁易怒，少寐多梦、舌红、苔黄、脉弦。

证机概要：肝肾阴虚、肝阳上亢。

治法：平肝潜阳、滋补肝肾。

方药：

（1）天麻钩藤膏滋

主治：头晕、头痛、耳鸣、急躁易怒、少寐多梦。

处方：天麻150g、钩藤300g、生石决200g、黄芩100g、栀子100g、桑寄生150g、茯神150g、白蒺藜150g、益母草100g、夜交藤150g、生地200g、熟地200g、酸枣仁200g。

制法：上药共煎，去渣浓缩，加入鳖甲胶100g。收清膏。每清膏500g兑蜜1 000g，收膏装瓶。

用法：每次服15～20g，每日两次。

（2）白芍地黄膏滋

主治：肝肾阴分大亏、风阳翕张、眩晕较重，兼有腰膝酸软、遗精疲乏、舌红苔薄或无苔、脉弦细。

处方：白芍150g、阿胶150g、龟板胶200g、生地200g、火麻仁60g、五味子100g、鳖甲胶200g、麦冬150g、生牡蛎200g。

制法：上药共煎，去渣浓缩，加入鳖甲胶100g。收清膏。每清膏500g兑蜜1 000g，收膏装瓶。

用法：每次服15～20g，每日两次。

3. 气血亏虚

症状：眩晕动则加重、劳累即发、面色㿠白、口唇色淡、指甲毛发无光泽、心悸少寐、神疲懒言、饮食减少、舌质淡、脉细弱。

证机概要：气血不足、清阳失养。

治法：补养气血、健运脾胃。

方药：

（1）归芪膏滋

主治：头晕动则加剧，劳累则发，口唇色淡，指甲不华，发色不泽，气短懒言，少寐心悸，饮食减少。

处方：生黄芪、当归、党参、白术、茯神、炙甘草、龙眼肉、远志、生姜木香、酸枣仁、钩藤、白蒺藜、生地、熟地、川芎、龟板胶、鹿角胶。

（2）参芪膏滋

主治：头昏沉、时时眩晕、面白少神、便溏下坠、气短心悸、疲倦腹胀。

处方：党参150g、黄芪150g、白术100g、甘草100g、当归100g、陈皮60g、生麻100g、柴胡100g、茯神150g、山药150g、鹿角胶100g。

4. 痰浊中阻

症状：眩晕，头重如蒙，胸闷恶心，食少多寐，舌苔白腻，脉象濡滑。

证机概要：痰浊中阻、清阳不升。

治法：燥湿祛痰，健脾和胃。

方药：

（1）半夏白术膏滋

主治：头晕，昏沉如蒙，胸闷呕恶、胃脘闷胀。

处方：半夏100g、白术150g、天麻100g、陈皮60g、茯苓150g、甘草100g、生姜30g、大枣60g、白蔻100g、砂仁60g、竹茹100g、薏米100g、山药100g。

制法：上药共煎，去渣浓缩，加入鳖甲胶100g。收清膏。每清膏500g兑蜜1 000g，收膏装瓶。

用法：每次服15～20g，每日两次。

（2）半夏橘皮膏滋

主治：头目胀，心烦口苦，渴不欲饮。

处方：半夏100g、橘皮100g、甘草100g、枳实60g、竹茹100g、生姜60g、茯苓100g、黄连60g、黄芩100g。

制法：上药共煎，去渣浓缩，加入鳖甲胶100g。收清膏。每清膏500g兑蜜1 000g，收膏装瓶。

用法：每次服15～20g，每日两次。

5. 肾精不足

症状：眩晕而见精神萎靡，少寐多梦，健忘，腰膝酸软，遗精，耳鸣。

证机概要：精髓不足不能上充于脑。

治法：补肾、滋阴、助阳。

方药：

（1）熟地山药膏滋

主治：眩晕而见精神萎靡，少寐多梦，健忘，腰膝酸软，遗精，耳鸣，五心烦热。

处方：熟地250g、山药150g、山萸肉150g、菟丝子150g、牛膝100g、龟板胶150g、鹿角胶100g。

制法：上药共煎，去渣浓缩，加入鳖甲胶100g。收清膏。每清膏500g兑蜜1 000g，收膏装瓶。

用法：每次服15～20g，每日两次。

（2）地桂膏滋

主治：眩晕而见精神萎靡，少寐多梦，健忘，腰膝酸软，遗精，耳鸣，四肢不温，形寒怯冷。

处方：熟地240g、肉桂100g、菟丝子120g、山萸肉100g、杜仲120g、巴戟天80g、仙灵脾80g、鹿角胶120g、山药150g、枸杞子120g、当归100g。

制法：上药共煎，去渣浓缩，收膏。每膏500g兑蜜1 000g，收膏装瓶。

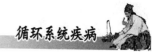

用法：每次服 15～20g，每日两次。

五、 预后转归

高血压病是全球严重危害人类健康的最主要的心血管疾病之一，其流行病学具有"三高"（发病率高、致残率高、死亡率高）、"三低"（知晓率低、治疗率低、控制率低）两大特点。随着工作节奏的加快以及生活方式的改变，高血压患病率呈逐年增加的趋势，高血压病的发生发展和转归预后，很大程度上取决于发现和治疗的情况。早期发现，积极预防，合理治疗，可以实现降压，改善症状，减轻和逆转心、脑、肾等靶器官损害，提高生活质量。治疗不及时不系统，高血压则可以成为冠心病、急性心肌梗死、心力衰竭、脑梗塞、脑出血、肾功能衰竭等疾病的主要危险因素。

六、 预防调护

高血压发病与体质、情绪、生活失调有密切关系，因此预防高血压也应该紧紧地抓住这几个环节。首先要注意调节情志，保持心情开朗乐观，避免长时间的精神紧张，使精神情志有张有弛，肝气畅达，心快神怡。调节情志首先要消除过分的奢望，恬淡虚无，遇事谦让，悲怒不生，自然精神愉快。要减少思虑，松弛紧张的情绪，保持精神舒畅。人逢喜事精神爽，喜悦能使人心旷神怡，消除精神疲劳，调节脏腑功能。高血压发病与人的体质因素有关，肥胖者预防高血压，应适当减肥，要注意调节饮食，少吃肥甘厚味，适当降低食盐的摄入量，控制辛辣刺激性食物，不过饮浓茶、咖啡等饮料，忌烟及酒。适当增加体力劳动和体育锻炼，以减轻体重，降低高血压发病的机会。有高血压家族史者或年龄在 40 岁以上的人，更应该定期进行健康检查，使高血压早期发现，早期治疗。中年以后更要保证睡眠，尽量少熬夜，尽量做到生活规律有序。并适度节制房事，减少过度损耗肾精，保持精气充沛、身体健康。

七、 编后语

高血压是常见的慢性病，需要较长期服药，服用膏方治疗比较方便，易于坚持。膏方具有明显的滋补特点，补养兼治疗，遵循治病求本的原则，在治病改善体质方面有独特的功效，对于如肝肾阴虚、肝阳上亢这类

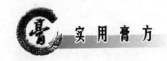

本虚标实的高血压病的防治及调养有独到的疗效，可以有效预防减轻高血压对靶器官造成的损害。

高脂血症

一、概述

高脂血症是指血中总胆固醇（TC）、甘油三酯（TG）、低密度脂蛋白胆固醇（LDL-C）水平单项或多项超过正常范围，和/或包括高密度脂蛋白胆固醇（HDI-C）水平低下的病症。当血脂轻度增高时，病人可以没有任何不适的表现，只有当血脂增高到一定的水平才可能出现一些临床症状。根据临床表现可以分为两大类，一类是脂质沉积在真皮所引起的黄色瘤，常在上下眼睑、四肢关节、足跟和臀部等部位出现。眼睑周围的黄色瘤一般先在眼内眦，可渐渐地扩大，包围整个眼部。另一类是脂质在血管内皮沉积所引起的动脉粥样硬化，产生冠心病和周围血管病变。西医认为绝大多数高脂血症病人往往是因遗传缺陷，加上饮食不当，如经常进食高脂肪、高胆固醇食物，大量饮酒，缺乏运动等引发。此外，肥胖、绝经、年老以及长期使用激素、利尿剂等，也可能产生高脂血症。

尽管中医学中并无"高脂血症"病名，但是现代中医将其归属"血浊"、"浊脂"等范畴。

二、病因病机

按照中医辨证多属本虚标实的病证，与肝、脾、肾三脏关系密切，尤其以脾、肾为要。属于中医"痰浊"、"血瘀"、"湿阻"范畴。多由于饮食无度，恣食肥甘厚味；或饮酒过度，损伤脾胃，痰湿阻络，表现为血脂高；长期情志不遂，使得肝失疏泄，气血不畅，膏脂分布不正常，也可损伤脾胃，湿浊内生。高脂血症已有并发症者多因脾、肝、肾功能减退，加之饮食无节制，偏食肥腻甘甜，好坐懒动，情志不畅而致痰、致湿、致瘀。

三、诊查要点

本证无临床特异症状，轻度高脂血症无明显不适，或仅有头晕、失眠、健忘、胸闷等大多数人不明显症状，多于查体时发现，所以本病的诊断以化验检查为依据。一般成人空腹血清中总胆固醇超过 5.72mmol/L，甘油三酯超过 1.70mmol/L，血清高密度脂蛋白胆固醇（HDL-胆固醇）含量降低＜9.0mmol/L 可诊断为高脂血症。

四、辨证论治

（一）辨证要点

本病与肝、脾、肾三脏关系密切，以脾、肾为主，脾失健运，痰湿内生；肾虚开合不利，水湿内停；肝气郁结，气滞血瘀，痰湿血瘀，留滞脉络。多属本虚标实、虚实夹杂的病证，亦有少数实证。辨证要辨清虚实，明确病位。辨别阴虚抑或阳虚，实邪也要分清痰湿、气滞还是血瘀。

1. 脾虚痰浊：腹胀纳呆，肢体困倦，乏力，头重，头目眩晕、呕恶痰涎，大便溏薄，浮肿尿少，苔腻，脉滑。

2. 气血不足：少气懒言，乏力，自汗，面色苍白或萎黄，心悸，失眠，舌淡而嫩，脉细弱。

3. 肝肾阴虚：头晕目眩，健忘失眠，耳鸣如蝉，咽干口燥，胁痛，腰膝酸软，五心烦热，颧红，盗汗，男子遗精，女子月经量少，舌红少苔，脉细数。

4. 肝胆湿热：胁肋胀痛，口苦纳呆，口气臭秽，呕恶腹胀，大便不调，小便短赤，或阴囊湿疹，或睾丸肿胀疼痛，或带下黄臭，外阴瘙痒，舌苔黄腻，脉弦数。

5. 肝火上炎：头目眩晕，耳鸣如潮，面红目赤，口苦咽干，胁肋灼痛，烦躁易怒，不寐或恶梦纷纭，或吐血、衄血，便秘，尿赤，舌质红，苔黄糙，脉弦数。

6. 气滞血瘀：情志抑郁，易怒，胸闷而喜太息，胸胁或乳房胀满，走窜疼痛，少腹疼痛，性情急躁，或月经不调，痛经，或咽中如鲠，吞之不下，吐之不出，舌质紫暗，或有瘀斑，脉涩或弦涩。

7. 脾肾阳虚型：形寒肢冷，面色㿠白，腰膝酸软，少腹冷痛，腹胀便溏，面浮肢肿，小便不利，舌质淡，苔薄白滑，脉沉细弱。

（二）治疗原则

1. 基本原则

健脾补气：益气健脾，运脾祛湿。

滋肝益肾：滋补肝肾，疏达肝气，使气血充盛。

化痰祛瘀：兼有痰浊血瘀者，需化痰除瘀，使气机升降有序，脉络通利。

2. 注意事项

本病多为本虚标实之证，常见虚实夹杂，治疗时当标本兼治，在补虚的同时，根据其夹湿、夹痰、夹瘀等，本着急则治其标，缓则治其本的原则分别治之。

（三）证治分类

1. 脾虚痰浊证

症状：腹胀纳呆，肢体困倦，乏力，头重，头目眩晕、呕恶痰涎，大便溏薄，浮肿尿少，苔腻，脉滑。

证机概要：脾虚失运，水湿内停，蕴久成痰。

治法：健脾益气，祛湿化痰。

方药：苍茯膏滋。

主治：高脂血症见腹胀纳呆，肢体困倦，乏力，头重，头目眩晕、呕恶痰涎，大便溏薄，浮肿尿少。

处方：苍术150g、厚朴120g、猪苓120g、泽泻120g、茯苓150g、薏米150g、八月札120g、葛根120g、决明子120g、半夏80g、山药150g、炙甘草120g、鹿角胶100g、木香60g。

制法：以上各药熬汁去渣过滤，收膏。每膏500g兑蜜1000g，收膏装瓶。

用法：每次服15～20g，每日两次，白开水冲服。

2. 气血不足证

症状：少气懒言，乏力，自汗，面色苍白或萎黄，心悸，失眠，舌淡而嫩，脉细弱。

证机概要：气血两亏，鼓动无力、血脉不充。

治法：气血双补。

方药：参地膏滋。

主治：高脂血症伴少气懒言，乏力，自汗，面色苍白或萎黄，心悸，失眠。

处方：生黄芪150g、太子参120g、茯苓120g、白术120g、甘草120g、川芎100g、当归120g、熟地150g、赤芍100g、桂圆肉120g、大枣100g、阿胶100g。

制法：以上各药熬汁去渣过滤，收膏。每膏 500g 兑蜜 1 000g，收膏装瓶。

用法：每次服 15～20g，每日两次，白开水冲服。

3. 肝肾阴虚证

症状：头晕目眩，健忘失眠，耳鸣如蝉，咽干口燥，胁痛，腰膝酸软，五心烦热，颧红盗汗，男子遗精，女子月经量少，舌红少苔，脉细数。

证机概要：肝肾阴虚、虚热内生精不化血、机体失养。

治法：滋补肝肾。

方药：杞地膏滋。

主治：高脂血症见头晕目眩，健忘失眠，耳鸣如蝉，咽干口燥，胁痛，腰膝酸软，五心烦热，颧红盗汗，男子遗精，女子月经量少。

处方：枸杞子 150g、生地 150g、熟地 150g、大枣 100g、牡丹皮 100g、麦冬 100g、石斛 100g、杜仲 100g、龟板胶 100g、鳖甲胶 100g、陈皮 100g。

制法：以上各药熬汁去渣过滤，收膏。每膏 500g 兑蜜 1 000g，收膏装瓶。

用法：每次服 15～20g，每日两次，白开水冲服。

4. 肝胆湿热证

症状：胁肋胀痛，口苦纳呆，口气臭秽，呕恶腹胀，大便不调，小便短赤，或阴囊湿疹，或睾丸肿胀疼痛，或带下黄臭，外阴瘙痒，舌苔黄腻，脉弦数。

证机概要：肝胆不利、湿热内蕴。

治法：清泄湿热、疏利肝胆。

方药：龙栀膏滋。

主治：高脂血症见胁肋胀痛，口苦纳呆，口气臭秽，呕恶腹胀，大便不调，小便短赤。

处方：龙胆草 60g、山栀子 60g、茵陈 100g、生地 100g、泽泻 60g、车前草 100g、当归 100g、柴胡 100g、黄柏 60g。

制法：以上各药熬汁去渣过滤，收膏。每膏 500g 兑蜜 1 000g，收膏装瓶。

用法：每次服 15～20g，每日两次，白开水冲服。

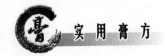

5. 肝火上炎证

症状：头目眩晕，耳鸣如潮，面红目赤，口苦咽干，胁肋灼痛，烦躁易怒，不寐或恶梦纷纭，或吐血、衄血，便秘，尿赤，舌质红，苔黄糙，脉弦数。

证机概要：肝气不疏、郁久化火、肝火上炎。

治法：清肝泻火。

方药：栀丹膏滋。

主治：高脂血症见头目眩晕，耳鸣如潮，面红目赤，口苦咽干，胁肋灼痛，烦躁易怒，不寐或恶梦纷纭。

处方：栀子150g、丹皮120g、柴胡100g、当归100g、赤芍100g、白芍100g、菊花40g、麦冬120g、决明子150g、生地100g。

制法：以上各药熬汁去渣过滤，收膏。每膏500g兑蜜1 000g，收膏装瓶。

用法：每次服15～20g，每日两次，白开水冲服。

6. 气滞血瘀证

症状：情志抑郁，易怒，胸闷而喜太息，胸胁或乳房胀满，走窜疼痛，少腹疼痛，性情急躁，或月经不调，痛经，或咽中如鲠，吞之不下，吐之不出，舌质紫暗，或有瘀斑，脉涩或弦涩。

证机概要：气机壅滞、血行不畅。

治法：疏肝理气、活血化瘀。

方药：桃红膏滋。

主治：高脂血症见情志抑郁，易怒，胸闷而喜太息，胸胁或乳房胀满，走窜疼痛，少腹疼痛，性情急躁，或月经不调，痛经，咽中如鲠，吞之不下，吐之不出。

处方：桃仁150g、红花80g、川芎120g、熟地150g、丹参100g、柴胡100g、枳实100g、陈皮100g、当归100g。

制法：以上各药熬汁去渣过滤，收膏。每膏500g兑蜜1 000g，收膏装瓶。

用法：每次服15～20g，每日两次，白开水冲服。

7. 脾肾阳虚证

症状：形寒肢冷，面色㿠白，腰膝酸软，少腹冷痛，腹胀便溏，面浮肢肿，小便不利，舌质淡，苔薄白滑，脉沉细弱。

证机概要：脾肾阳虚、不能温养、固摄无权。

治法：健脾温肾。

方药：附地膏滋。

主治：高脂血症见形寒肢冷，面色㿠白，腰膝酸软，少腹冷痛，腹胀便溏，面浮肢肿，小便不利。

处方：炮附子40g、熟地150g、党参100g、山药150g、山萸肉120g、大枣100g、牡丹皮100g、茯苓100g、木瓜100g、扁豆100g、猪苓100g、大腹皮100g、何首乌100g、鹿角胶100g。

制法：以上各药熬汁去渣过滤，收膏。每膏500g兑蜜1 000g，收膏装瓶。

用法：每次服15～20g，每日两次，白开水冲服。

五、 预后转归

普及健康教育，提倡均衡饮食，增强体力活动及体育运动，预防肥胖，避免不良生活习惯，降低血脂异常，经过积极地综合治疗，本病预后良好。

如果血脂长期控制不好，随着时间的延长，可以引起动脉粥样硬化，进而导致冠心病、脑血管病、糖尿病等，严重者发生急性心梗、脑卒中，预后不良。

六、 预防调护

（一）积极参加各种体育运动和体力劳动，有助于调节血脂。运动量的增加应循序渐进，以免身体产生不良反应。

（二）禁止吸烟和被动吸烟，能有效达到协助降脂的目的。

（三）饮食方面主张多吃蔬菜水果，严格限制高热量的食品，如脂肪、甜食等，可适当增加蛋白质和谷类食品，同时还应限盐，少饮酒，这些都有助于减肥降脂。

七、 编后语

高血脂症是慢性疾病，适宜较长时间服用膏方调理治疗，但是也要注

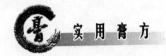

意根据病情的变化及时调整处方，特别是其中偏于实证的肝胆湿热证、肝火上炎证、气滞血瘀证，虽然表现为实证，但是多为本虚标实证，治疗祛邪宜中病即止，不宜过度以免损伤正气，祛邪之后，要及时根据辨证情况及时调整膏滋的处方，达到降脂除浊、调理气血的目的。

消渴（糖尿病）

一、概述

"消渴"是以多饮、多食、多尿，身体消瘦，或尿浊、尿有甜味为特征的病证。早在公元前 2 世纪，《黄帝内经》已有论述。"消渴"即糖尿病。现代医学认为糖尿病（diabetes mellitus）是一组以慢性血葡萄糖（简称血糖）水平增高为特征的代谢疾病群。高血糖是由胰岛素分泌缺陷和（或）胰岛素作用缺陷而引起。除碳水化合物外，尚有蛋白质、脂肪代谢异常。久病可引起多系统损害，导致眼、肾、神经、心脏、血管等组织的慢性进行性病变，可引起功能缺陷及衰竭。病情严重或应激时可发生急性代谢紊乱，如酮症酸中毒、高渗性昏迷等。糖尿病的病因尚未完全阐明。目前公认糖尿病不是单一病因所致的疾病，而是复合病因的综合征。发病与遗传、自身免疫及环境因素有关。

消渴（糖尿病）是常见病、多发病，其患病率正随着人民生活水平的提高，人口老龄化，生活方式的改变而迅速增加。

二、病因病机

中医学对本病的病因病机论述较为详细。一般认为主要是由于素体阴虚，五脏柔弱，或因饮食不节，过食肥甘，情志失调，劳欲过度，而导致肾阴亏虚，肺胃燥热。病机重点为阴虚燥热，而以阴虚为本，燥热为标。病延日久，阴损及阳，阴阳俱虚。阴损及阳，阳虚寒凝，可导致瘀血内停。

1. 阴虚为本，燥热为标：两者互为因果。病变的脏腑主要在肺、胃、肾，而以肾为关键。三者之中，虽然可以有所偏重，但是往往互相影响。终致肺燥、胃热、肾虚常同时存在，多饮多食多尿也常相互并见。《临证指南医案·三消》指出："三消一证，虽有上中下之分，其实不越阴亏阳亢，津涸热淫而已。"可见本病的特点在于阴虚热淫。

2. 气阴两伤，阴阳俱虚：本病日久，阴损及阳，可见气阴两伤或阴阳俱虚，甚是表现肾阳衰微之候。也有初发病时即兼有气虚或阳虚的，多与患者素体阳虚有关。

3. 阴虚燥热，常见变证百出：如肺失滋润，日久可并发肺痨。肾阴亏虚，肝失涵养，肝肾精血不能上承于耳目，并发耳鸣耳聋、视物不清。燥热内结，蕴毒成脓，发为疮疖、痈疽。阴虚燥热内炽，炼液成痰，阻经络，蒙心窍而为中风偏瘫。阴损及阳，脾肾衰败，水湿潴留，则成水肿。若阴津极度耗损，虚阳浮越，可见头痛、恶心呕吐、目眶内陷，唇舌干红、呼吸深长等症，最后可因阴竭阳亡而出现昏迷、四肢厥冷、脉微欲绝等危象。

4. 血瘀内停：阴虚燥热耗津灼液而成瘀血，或病损及阳，导致阴阳两虚，阳虚则寒凝，也导致瘀血内停。

三、 诊查要点

糖尿病除了有多饮、多食、多尿、消瘦的"三多一少"症状，还有其他的一些表现，如疲劳、视力下降、皮肤瘙痒、手足麻木、尿路感染、胆道感染、排尿困难、腹泻与便秘、阳痿等。如出现上述症状要及时检查血糖。很多患者没有任何症状，而是在体检中发现血糖增高。所以糖尿病的诊断更主要是以化验指标为依据，血红蛋白水平≥6.5%、空腹血糖≥126 mg/dl（7.0 mmol/L）。空腹定义为至少8h内无热量摄入。口服糖耐量试验2h血浆血糖≥200 mg/dl（11.1 mmol/L）。在伴有典型的高血糖或高血糖危象症状的患者，随机血糖≥200 mg/dl（11.1 mmol/L）。

四、 辨证论治

（一）辨证要点

消渴以多饮、多食、多尿、消瘦为特点，病位主要在肺、胃、肾，而以肾为关键。虽有上、中、下三消之分，肺燥、胃热、肾虚之别，实际上三种症状，往往同时存在，仅表现为程度上有轻重的不同，由于三消症状各有偏重，故冠以上、中、下三消之名。

上消：多饮症状较为突出。

中消：多食症状较为突出。

下消：多尿症状较为突出。

（二） 治疗原则

1. 基本原则

滋肾养阴、清热活血：久病阴阳两虚，当阴阳并补。

滋肾养阴：本病之根本是阴虚津耗，肾为阴精之根本，治疗宜滋阴补肾、润燥生津。

清热活血：情志不舒，气机郁结，日久化热，耗津灼液，而成瘀血，或病损及阳，阳虚则寒凝，致瘀血内停。有热象血瘀表现时要佐以清热活血。

阴阳并补：病久阴损及阳或患者素体阳虚，治疗要阴阳并补。

2. 注意事项

消渴病日久，可出现诸多变证，要兼顾变证的治疗。

（三） 证治分类

1. 肺热津伤、阴津不足证

症状：烦渴多饮，口干舌燥，多见肺热炽盛，耗液伤津；尿频量多，多由于肺主治节，肺伤治节失司，水不化津直趋而下；手足心热多见阴虚生内热；舌边尖红，苔薄黄或少苔，脉洪数，多见内热炽盛。

证机概要：肺热炽盛，耗液伤津，燥热伤肺，治节失司。

治法：清热润肺，养阴润燥。

方药：

（1）花黄膏滋

主治：多饮烦渴，口干舌燥，尿频量多。

处方：天花粉 200g、黄芩 100g、生地 150g、藕汁 100g、葛根 150g、麦冬 150g、沙参 150g、知母 60g、龟板胶 100g、炙甘草 150g。

制法：以上各药熬汁去渣过滤，收膏。兑木糖醇适量，收膏装瓶。

用法：每次服 15～20g，每日两次，白开水冲服。

（2）葛麦膏滋

主治：多饮烦渴，口干舌燥，尿频量多，手足心热，乏力腰酸，盗汗。

处方：阿胶 200g、生黄芪 300g、山药 300g、知母 150g、天花粉 150g、玉竹 150g、麦冬 150g、沙参 150g、葛根 200g、五味子 100g、玄参 100g、生地 150g、熟地 150g、黄连 60g、陈皮 60g、炙甘草 60g、鳖甲胶 200g。

制法：以上各药熬汁去渣过滤，收膏。兑木糖醇适量，收膏装瓶。

用法：每次服 15～20g，每日两次，白开水冲服。

2. 胃热炽盛证

症状：多食易饥，多见胃火炽盛，腐熟水谷力强；形体消瘦，多见阳明热盛，耗伤津血无以充养肌肉；大便干燥，多见胃津不足，大肠失其濡润；苔黄，脉滑实有力，多见胃热炽盛。

证机概要：胃火炽盛、消谷善饥，耗伤津血，机体失养，胃津不足，肠失濡润。

治法：清胃泻火、养阴增液。

方药：石母膏滋。

主治：多食易饥、形体消瘦、大便干燥。

处方：石膏 150g、知母 150g、生地 200g、麦冬 200g、黄连 60g、栀子 60g、牛膝 100g、玄参 150g、熟大黄 30g。

制法：以上各药熬汁去渣过滤，收膏。兑木糖醇适量，收膏装瓶。

用法：每次服 15～20g，每日两次，白开水冲服。

3. 气阴两虚血瘀证

症状：多饮、多食、多尿、消瘦、口干，多见阴虚，津液耗伤，机体失养；疲倦乏力、气短懒言、便溏，见于气虚，中气不足，脾失健运、气血来源不足，形体失养；耳鸣如蝉、健忘，见于气阴不足清窍失养；肢体麻木，见于气阴不足，鼓动无力，血行不畅，络脉不利；舌质暗苔白，脉沉细弱，多见气阴两虚。

证机概要：气阴不足，气血运行不畅。

治法：养阴益气，理气活血。

方药：芪地膏滋。

主治：消渴、疲倦乏力、气短懒言、便溏、耳鸣如蝉、健忘、肢体麻木。

处方：太子参 200g、党参 150g、生地 150g、熟地 150g、生黄芪

200g、阿胶 150g、山药 150g、黄精 100g、茯苓 200g、玄参 100g、麦冬 100g、玉竹 100g、丹参 200g、川芎 150g、葛根 150g、赤芍 150g、当归 150g、陈皮 60g、龟板胶 100g、神曲 100g 、白术 150g、鸡血藤 150g。

制法：以上各药熬汁去渣过滤，收膏。兑木糖醇适量，收膏装瓶。

用法：每次服 15～20g，每日两次，白开水冲服。

4. 肾阴亏虚证

症状：尿量频多，由于肾虚无以约束小便；浑浊如膏脂，或尿甜，由于肾失固摄，水谷精微下注；口干舌燥、五心烦热、失眠，由于肾阴不足虚火妄动；舌红，脉沉细数，由于肾阴虚，阴虚内热。

证机概要：肾阴亏虚、虚火妄动。

治法：滋阴固肾。

方药：山萸膏滋。

主治：尿量频多，浑浊如膏脂，或尿甜，口干舌燥、五心烦热、失眠。

处方：山药 250g、山萸肉 250g、熟地 200g、茯苓 150g、丹皮 100g、泽泻 100g、龟板胶 150g、生龙骨 150g、益智仁 150g。

制法：以上各药熬汁去渣过滤，收膏。兑木糖醇适量，收膏装瓶。

用法：每次服 15～20g，每日两次，白开水冲服。

5. 阴阳两虚证

症状：小便频数，浑浊如膏，由于肾失固藏；饮一溲一，多见肾虚约束无权；面色黧黑，多见水谷精微随尿排出，无以养身，浊邪未能排出；耳轮焦干、腰膝酸软，由于肾开窍于耳，腰为肾府，肾虚失于滋养；形寒畏冷，阳痿不举，由于命门火衰，宗筋迟缓；舌淡苔白，脉沉细无力。

证机概要：阴阳两虚，肾失固摄。

治法：温阳滋肾固摄。

方药：桂萸膏滋。

主治：小便频数，浑浊如膏，饮一溲一，耳轮焦干，腰膝酸软，形寒畏冷，阳痿不举。

处方：肉桂 30g、山萸肉 200g、山药 200g、熟地 200g、丹皮 100g、泽泻 60g、茯苓 150g、覆盆子 150g、金樱子 150g、生地 200g、黄

精 150g、生黄芪 150g、陈皮 60g、鸡内金 30g、龟板胶 100g、鹿角胶 100g。

制法：以上各药熬汁去渣过滤，收膏。兑木糖醇适量，收膏装瓶。

用法：每次服 30g，白开水冲服。

五、 预后转归

糖尿病控制不好，可以出现多种并发症，如感染、糖尿病酮症酸中毒、冠心病、糖尿病心肌病、脑梗塞、脑出血、下肢坏疽或发生溃疡（糖尿病足）、糖尿病肾病、糖尿病眼病（视网膜病变、白内障）等等。糖尿病的早期发现、系统治疗是影响该病预后转归的重要因素。早期发现，合理有效的治疗，控制好血糖、血压、血脂、体重等因素，可以有效地防止和延缓并发症的出现。

六、 预防调护

（一）糖尿病的预防

正确的进食观并采取合理的生活方式，可以最大限度地降低糖尿病的发生率。热量过度摄入、肥胖、缺少运动是发病的重要因素。低糖、低盐、低脂、高纤维、高维生素，是预防糖尿病的最佳饮食搭配。对体重进行定期监测，将体重长期维持在正常水平是至关重要的。体重增加时，应及时限制饮食，增加运动量，使其尽早回落至正常值。要戒烟和少饮酒，并杜绝一切不良生活习惯。

定期检测血糖以尽早发现无症状性糖尿病。应该将血糖测定（见表2）列为中老年人常规的体检项目，即使是健康者，仍要定期测定。凡有糖尿病的蛛丝马迹，如皮肤感觉异常、性功能减退、视力不佳、多尿、白内障等，更要及时去测定血糖，以尽早诊断，争取早期治疗的宝贵时间。要综合调动饮食、运动、药物等手段，将血糖长期平稳地控制在正常或接近正常的水平。

已经患有糖尿病，要预防或延缓糖尿病慢性合并症的发生和发展，减少伤残和死亡率。糖尿病很容易并发其他慢性病，且易因并发症而危及生命。因此，要对糖尿病慢性合并症加强监测，做到早期发现、早期诊断和早期治疗糖尿病，预防并发症的发生。

表 2　血糖控制表

项　目	良　好	一　般	不　良
空腹血糖 mmol/L	4.4～6.1	≤7.0	＞7.0
非空腹血糖 mmol/L	4.4～8.0	≤10.0	＞10.0
糖化血红蛋白（％）	＜6.2	6.2～7.5	＞7.5
血压（mmHg）	＜130/80	130/80～160/95	＞160～95
体重指数（kg/m²）	男＜25 女＜24	男＜27 女＜26	男≥27 女≥26
总胆固醇（mmol/L）	＜4.5	≥4.5	≥6.0
低密度脂蛋白胆固醇（mmol/L）	＜2.5	2.5～4.4	＞4.0
甘油三酯（mmol/L）	＜1.5	＜2.2	≥2.2

（二）糖尿病的护理

糖尿病日常生活的护理很重要。因为糖尿病属慢性疾病，所以调整生活规律十分重要。最好按时起居，以利于糖代谢。每周按时测量体重，作为计算饮食和观察疗效的依据。坚持适当运动是控制血糖的重要手段，可采取适合自己的运动方式。老年肥胖病人早起床后可轻度活动。注射胰岛素的老年人，应避开高峰时间活动，以免发生低血糖。要特别注意保护双脚。应选择保暖、透气、柔软、合脚的鞋、袜。每日温水洗脚 10 分钟，用柔软干毛巾擦干并做足部按摩。修剪趾甲切忌太短。每天尽自己所能多做走路运动，每天走路 30～60 分钟。要注意劳逸结合，保证充足睡眠和开朗乐观的情绪。室内要维持适宜的温度、湿度。养成良好的卫生习惯，三餐饭后应勤漱口、刷牙。必须坚持糖尿病的合理饮食、运动和药物治疗，保持血糖、血压及血脂等相关指标的正常。

糖尿病饮食调护一定要注意以下几个方面：

1. 计算碳水化合物摄入量。碳水化合物占每日总热量的比例最大，约 50％～65％。谷物类、水果、蔬菜和豆、奶制品中都含有碳水化合物，以谷物类为主。主食可以米面搭配，若能添些杂粮更好，蔬菜最好每天有三四种，主要为绿色蔬菜。血糖控制较好的患者可适当进食些水果，水果以含糖量少的为主，如苹果、菠萝、猕猴桃等。水果的热量也应计算在总热量之内。

2. 控制脂肪的摄入。脂肪占每日总热量的 25％～30％。主要来自动物脂肪和烹调油，如鱼、肉、腰果、花生、豆油等。脂肪是保持机体正常功能所必需的，但脂肪过多对糖尿病患者是有害的，可使血糖升高、不易控制，而且会加重糖尿病患者的心、脑血管并发症。因此应严格限制摄入量，尤其是饱和脂肪酸（如奶油、黄油、肥肉）和胆固醇。每天摄入的胆固醇不应超过 300 mg，一个鸡蛋黄约含 200 mg，已能满足一日需要。有些人认为糖尿病患者应少吃主食多吃肉是绝对错误的。

3. 控制蛋白质的摄入。 蛋白质摄入约占总热量的 10％～20％，是必不可少的，主要来自于瘦肉、鱼、虾、蛋清、乳制品、豆类等。但有些高蛋白食物往往含脂肪也较多，进食过多也会造成血糖升高。而且进食蛋白过高可增加肾脏的负担，对糖尿病肾病患者不利。同时也要减少盐和酒精的摄入。老年糖尿病患者多伴有肥胖和心血管疾病，食盐和烟酒过多不利于疾病的控制。

4. 增加膳食纤维的摄入。 纤维素可以延缓食物吸收，有助于降低餐后血糖。豆类外皮，植物的茎、叶等果胶的含量高。基本不限制绿色蔬菜的量，可适当多吃，如白菜、芹菜、油菜等。

七、 编后语

糖尿病是慢性疾病，病程长，中老年多发，部分患者没有典型的"三多一少"症状，没有并发症时也无明显的身体不适，不易发现。诊断主要依据化验检查，所以中年以上要定期查体，及时发现及时治疗。本病为慢性疾病，疾病证型在较长时间内可以变化不大，适合长期服用膏方治疗。在药物治疗的同时采取正确的调护方法也非常重要，可以取得更好的疗效。

痹证（类风湿关节炎）

一、 概述

类风湿关节炎是一种以关节滑膜炎症为特征的慢性全身性自身免疫性疾病，可导致关节软骨及骨质破坏，最终导致关节畸形及功能障碍。属于传统中医学中"痹证"、"尪痹"、"顽痹"、"历节风"等范畴。一年四季均可反复发作，多数患者以秋冬季节更为显著。

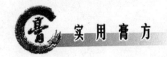

二、 病因病机

中医学认为痹证（类风湿关节炎）与寒冷、潮湿等多种环境因素相关，同时也与先天禀赋不足、劳逸不当、精神刺激、饮食失调等个人因素有关，此外，也有外伤因素夹杂其中。上述诸多因素可以导致痰浊（津停而为痰）、瘀血（血滞而为瘀）、水湿（津液失于输布，停聚局部）等邪气（风寒湿热痰瘀）痹阻经脉。其中素体阳气偏盛、内有蓄热者，邪气易从阳化热；素体阳气虚衰者，寒自内生，邪气易从阴化寒。最终导致筋骨失养，出现关节变形。

三、 诊查要点

痹证（类风湿关节炎）主要根据临床症状、免疫学化验检查及 X 线等影像学检查等进行诊断。

四、 辨证论治

痹证（类风湿关节炎）在临床大致分为活动期和缓解期。活动期多以急性发作、慢性活动、复发加重等形式出现。缓解期则是病情相对稳定、相对静止的阶段。急性发作期经过治疗后可以进入缓解期。

活动期多以风、寒、湿、热为主，病位在表，症状表现以邪实为主。缓解期病位在里，临床以正虚为主或表现为正虚邪恋。临床中常见发作与缓解交替出现，病情日益加重，以致虚实互见，寒热错杂，使辨证用药更为复杂。

活动期多以攻邪为主，临床多选用汤剂；缓解期多以扶正为主，临床可选用膏剂，取其补益之功效。

1. 卫阳不固，痹邪阻络

症状：发热，恶风，畏寒，汗出，周身关节疼痛明显，甚至屈伸不利，遇冷则痛甚，得热则痛减。舌淡苔薄白，脉浮紧。

证机概要：卫阳不固，痹邪阻滞经脉，闭阻气血。

治法：祛寒通络。

方剂：防己黄芪汤合防风汤。

处方：防己 10g，防风 10g，生黄芪 15g，白术 10g，秦艽 10g，羌活 10g，独活 10g，桂枝 10g，当归 10g，茯苓 10g，甘草 5g。

2. 邪郁而壅，湿热痹阻

症状：恶风，发热，关节红肿热痛，得凉则痛减，关节活动受限，手不能握，足难以行，关节肿痛重着，口渴或渴不欲饮，小便黄，大便不爽。舌红苔黄腻，脉数。

证机概要：湿热痹阻经脉。

治法：清热除湿。

方剂：宣痹汤合三妙散。

处方：防己 10g，蚕砂 10g，薏苡仁 30g，连翘 15g，苍术 15g，赤小豆 30g，滑石 30g，炒栀子 10g，黄柏 10g，怀牛膝 20g。

3. 痰瘀互结，经脉痹阻

症状：关节肿痛且变形，活动时痛，屈伸受限，痛处固定不移，或有皮下结节，肢体麻木，舌质暗有瘀斑，苔薄白，脉弦涩。

证机概要：痰瘀互结，经脉痹阻。

治法：活血化瘀，祛痰通络。

方剂：身痛逐瘀汤合二陈汤。

处方：当归 10g，秦艽 10g，桃仁 10g，红花 10g，香附 10g，地龙 10g，没药 10g，羌活 15g，川芎 10g，牛膝 20g，甘草 5g，法半夏 10g，陈皮 10g。

4. 肝肾同源，气血两损

症状：形体消瘦，关节变形，肌肉萎缩，骨节烦疼，僵硬，活动受限，筋脉拘急，常伴腰膝酸软，眩晕耳鸣，舌淡苔白，脉弦细。

证机概要：肝肾同源，气血两损。

治法：补益肝肾，益气养血。

方药：独寄补益膏。

主治：关节肿痛，阴天加重，畏寒乏力，四肢酸软，失眠多梦，舌质淡，苔白，脉沉细者。

处方：独活 50g，桑寄生 200g，党参 100g，防风 100g，当归 200g，白芍 200g，川芎 100g，熟地 300g，黄精 300g，杜仲 100g，怀牛膝 200g，川牛膝 200g，陈皮 50g，茯苓 200g，生黄芪 200g，生白术 100g，肉桂 30g，甘草 50g，炒白芥子 50g。

制法：以上各药熬汁去渣过滤，将汁收清膏。每清膏 500g，兑蜜 1 000g，收膏装瓶。

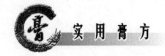

用法：每次服 20g，白开水冲服。

五、预后转归

病程变化较多，临床大约 5％～10％的患者能够自行缓解；而绝大多数患者会反复发作、缓慢进展。及时规范地进行治疗，可以有效减缓病情进展，使关节功能得到改善。

本病初期，正气未衰，病邪轻浅，如能及时得到治疗，可以有效改善病情。若失治或误治，或病后将护失宜，也可使得病邪深入，由经络、肌腠渐至于血脉筋骨，以致进一步损及脏腑，引发种种变证。

六、预防调护

1. 避免风寒潮湿。风寒潮湿是本病的重要诱发因素，平时切忌汗出当风，或睡卧风口，或睡卧于地，外出露宿。
2. 保持乐观情绪和精神状态。
3. 适当合理功能锻炼。
4. 正规治疗。

七、编后语

由于膏方偏于滋补，且方药相对固定，不易灵活变通，因此主张在痹证（类风湿关节炎）活动期时用汤剂比较适宜，荡涤外邪；而在缓解期时采用膏方或丸药剂型，方便储存，利于坚持长期治疗，补益肝肾等脏腑之虚。此外需要注意膏方通常均由蜂蜜等做塑性剂，有糖尿病的患者不宜使用。

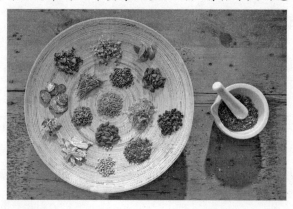

肾病、泌尿生殖系统疾病

水　　肿

一、　概述

水肿是指因感受外邪，饮食失调，或劳倦过度等，使肺失宣降通调，脾失健运，肾失开合，膀胱气化失常，导致体内水液潴留，泛滥肌肤，以头面、眼睑、四肢、腹背，甚至全身浮肿为临床特征的一类病证。

二、　病因病机

人体水液的运行，有赖于气的推动，即有赖于脾气的升化转输，肺气的宣降通调，心气的推动，肾气的蒸化开合。这些脏腑功能正常，则三焦发挥决渎作用，膀胱气化畅行，小便通利，可维持正常的水液代谢。反之，若因外感风寒湿热之邪，水湿浸渍，疮毒浸淫，饮食劳倦，久病体虚等导致上述脏腑功能失调，三焦决渎失司，膀胱气化不利，体内水液潴留，泛滥肌肤，即可发为水肿。

1. 风邪外袭，肺失通调。风邪外袭，内舍于肺，肺失宣降通调，上则津液不能宣发外达以营养肌肤，下则不能通调水道而将津液的代谢废物变化为尿，以致风遏水阻，风水相搏，水液潴留体内，泛滥肌肤，发为水肿。

2. 湿毒浸淫，内归肺脾。肺主皮毛，脾主肌肉。痈疡疮毒生于肌肤，未能清解而内归肺脾，脾伤不能升津，肺伤失于宣降，以致水液潴留体内，泛滥肌肤，发为水肿。《济生方·水肿》谓："又有年少，血热生疮，变为肿满，烦渴，小便少，此为热肿。"

3. 水湿浸渍，脾气受困。脾喜燥而恶湿。久居湿地，或冒雨涉水，水湿之气内侵，或平素饮食不节，过食生冷，均可使脾为湿困，而失其运化之职，致水湿停聚不行，潴留体内，泛滥肌肤，发为水肿。

4. 湿热内盛，三焦壅滞。"三焦者，决渎之官，水道出焉。"湿热内侵，久羁不化，或湿郁化热，湿热内盛，使中焦脾胃失其升清降浊之能，三焦为之壅滞，水道不通，以致水液潴留体内，泛滥肌肤，发为水肿。

5. 饮食劳倦，伤及脾胃。饮食失调，或劳倦过度，或久病伤脾，脾气受损，运化失司，水液代谢失常，引起水液潴留体内，泛滥肌肤，而成水肿。

6. 肾气虚衰，气化失常。"肾者水脏，主津液。"生育不节，房劳过度，或久病伤肾，以致肾气虚衰，不能化气行水，遂使膀胱气化失常，开合不利，引起水液潴留体内，泛滥肌肤，而成水肿。

上述各种病因，有单一致病者，亦有兼杂而致病者，从而使病情趋于复杂。本病的病位在肺、脾、肾三脏，与心有密切关系。基本病机是肺失宣降通调，脾失转输，肾失开合，膀胱气化失常，导致体内水液潴留，泛滥肌肤。在发病机理上，肺、脾、肾三脏相互联系，相互影响，如肺、脾之病水肿，久必及肾，导致肾虚而使水肿加重；肾阳虚衰，火不暖土，则脾阳也虚，土不制水，则使水肿更甚；肾虚水泛，上逆犯肺，则肺气不降，失其宣降通调之功能，而加重水肿。因外邪、疮毒、湿热所致的水肿，病位多在肺、脾；因内伤所致的水肿，病位多在脾、肾。因此，肺、脾、肾三脏与水肿的发病，是以肾为本，以肺为标，而以脾为制水之脏，诚如《景岳全书·肿胀》所云："凡水肿等证，乃肺脾肾三脏相干之病。盖水为至阴，故其本在肾；水化于气，故其标在肺；水唯畏土，故其制在脾。今肺虚则气不化精而化水，脾虚则土不制水而反克，肾虚则水无所主而妄行。"

此外，瘀血阻滞，三焦水道不利，往往使水肿顽固难愈。

三、诊查要点

1. 水肿初起多从眼睑开始，继则延及头面、四肢、腹背，甚者肿遍全身，也有先从下肢足胫开始，然后及于全身者。轻者仅眼睑或足胫浮肿；重者全身皆肿，肿处按之凹陷，其凹陷或快或慢，皆可恢复。如肿势严重，可伴有胸腹水而见腹部膨胀，胸闷心悸，气喘不能平卧等症。

2. 可有乳蛾、心悸、疮毒、紫癜，感受外邪，以及久病体虚的病史。

3. 尿常规、24 小时尿蛋白定量、血常规、血沉、血浆白蛋白、血尿素氮、肌酐、体液免疫、心电图、心功能测定、肾脏 B 超等实验室检查，有助于诊断和鉴别诊断。

四、 辨证论治

(一) 辨证要点

1. 阳水

多因感受风邪、水湿、疮毒、湿热诸邪，导致肺失宣降通调，脾失健运而成。起病较急，病程较短，每成于数日之间。其肿多先起于头面，由上至下，延及全身，或上半身肿甚，肿处皮肤绷急光亮，按之凹陷即起，常兼见烦热口渴、小便赤涩、大便秘结等表实热证。

2. 阴水

多因饮食劳倦、久病体虚等引起脾肾亏虚、气化不利所致。起病缓慢，多逐渐发生，或由阳水转化而来，病程较长。其肿多先起于下肢，由下而上，渐及全身，或腰以下肿甚，肿处皮肤松弛，按之凹陷不易恢复，甚则按之如泥，不烦渴，常兼见小便少但不赤涩，大便溏薄，神疲气怯等里虚寒证。

辨证虽然以阳水、阴水为纲，阳水和阴水有本质区别，但应注意，阳水和阴水在一定条件下，亦可互相转化，需用动态的观点进行辨识。如阳水久延不退，正气日虚，水邪日盛，便可转为阴水；反之，若阴水复感外邪，肺失宣降，脾失健运，肿势剧增，又可表现为以实证、热证为主，而先按阳水论治。

(二) 治疗原则

1. 基本原则

《素问·汤液醪醴论篇》提出"去菀陈莝"、"开鬼门"、"洁净府"三条水肿治疗的基本原则。张仲景宗《内经》之意，在《金匮要略·水气病脉证并治》中提出："诸有水者，腰以下肿，当利小便；腰以上肿，当发汗乃愈。"辨证地运用了发汗、利小便的两大治法，对后世产生了深远的影响，一直沿用至今。

根据上述所论，水肿的治疗原则应分阴阳而治，阳水主要治以发汗、利小便、宣肺健脾，水势壅盛则可酌情暂行攻逐，总以祛邪为主；阴水则主要治以温阳益气、健脾、益肾、补心，兼利小便，酌情化瘀，总以扶正助气化为治。虚实并见者，则攻补兼施。

（1）"去菀陈莝"：为中医活血之法，亦是以通大便治疗"饮"证的方法。"菀"有郁结、积滞之意；"陈"即日久、陈积；"莝"原意为铡除杂草，故"去菀陈莝"可引申为去除日久积滞于体内的糟粕物质。这方法适用于水饮于体内停留日久、病程较长或是水饮停留部位较深的情况。适合治疗"痰饮"、"悬饮"、"支饮"等饮证，使积聚物通过肠道，从大便中排出体外。

（2）"开鬼门"："鬼（通魄）门"即指体表的汗毛孔。在宣肺发汗的过程中，宣发肺气，通过皮毛使汗从皮肤而出。

（3）"洁净府"："净府"是指膀胱，"洁净府"即是利小便的意思。洁净府是中医一种治疗"饮"证的方法。这方法通过通利小便，把积聚于关节、肢体以及脏腑中的水饮排出体外。

2. 注意事项

（1）服药后到开始利尿，需要经过一段时间，时间有长有短，一般约在1～2周后才起作用，因此如果不是病情恶化，要注意守方，不可更方过频，一般守方2周，即可看出本方有无效果。反之，如果服药后病情恶化，往往当日即有不适反应或尿量明显减少。

（2）有的病人温阳利水最初有效，以后效果不明显，病人出现舌苔黄或黄腻，舌质红，是湿郁化热的表现，湿热可以在脾虚的基础上产生，因为脾虚生湿，湿郁化热；但也可在温热药过量的情况下产生，因温燥药物化热，与体内残留水湿相合而产生湿热。因此改用清热利湿法治疗，常可使尿量加多。

（3）有的病人用中药消肿后，不久水肿又起，主要是血浆蛋白偏低，加服鲤鱼汤（鲤鱼一条重一斤左右，生姜一两，葱二两，米醋一两，共炖，不放盐，喝汤吃鱼），常有显效。

（4）对血与水的关系，古代医书有"血不行则病水"之说。有人认为体内之气、血、水三者是互相转化的，水能化气，气能化水，水能病血，血能病水，因此治疗上要注意气、血、水三者的关系。

（三）证治分类

1. 阳水

（1）风水泛滥

症状：恶风发热，肢节酸楚，小便不利，全身浮肿，由于风邪袭表，肺失宣降，不能通调水道，下输膀胱；水肿起于面目，迅及全身，由于风为阳邪，其性轻扬，风水相搏，推波助澜；咽喉红肿热痛，舌红，脉浮滑数，由于风邪兼热；或见恶寒发热，咳喘，由于风邪兼寒，邪在肌表，卫阳被遏，肺气不宣；脉沉，或脉沉滑数，或脉沉紧，由于肿势较甚，阳气内遏。

证机概要：脾气素虚，湿从内生，复感外风，风水相搏，发为水肿之病。

治法：疏风清热，宣肺行水。

方药：越婢加术膏滋。

主治：皮水，一身面目悉肿，发热恶风，小便不利，苔白，脉沉者。

处方：麻黄150g，生石膏200g，白术225g，甘草75g，生姜75g，大枣75g，浮萍150g，茯苓150g，泽泻150g，连翘300g，桔梗150g，板蓝根300g，葛根300g，鲜白茅根300g，苏叶200g，桂枝200g，防风200g，杏仁200g，前胡225g。

制法：以上各药熬汁去渣过滤，将汁炼至滴毛头纸上背面不洇为标准，收清膏。每清膏500g兑蜜1 000g，收膏装瓶。

用法：每次服30g，白开水冲服。

（2）湿毒浸淫

症状：肌肤疮痍，由于肌肤乃肺脾所主之域，湿毒侵淫；小便不利，由于湿毒未能及时清解消散，内归脏腑，使中焦脾胃不能运化水湿，失其升清降浊之能，使肺不能通调水道；肿起眼睑，迅及全身，有恶风发热之象，由于风为百病之长，故病之初起，多兼风邪；风邪夹湿毒，故舌红苔薄黄，脉浮数或滑数。

证机概要：疮毒内归脾肺，三焦气化不利，水湿内停。

治法：宣肺解毒，利尿消肿。

方药：麻黄连翘赤小豆合五味消毒膏滋。

主治：外感风邪所致的风水、皮肤湿热疹毒、湿热壅滞的水肿等。常用于荨麻疹、急性肾炎初起或慢性肾炎急性发作等病（利水）。肝功能异常、咳嗽、哮喘（阴水壅肺）等阴水证患者忌服（证属湿热内蕴兼表邪未

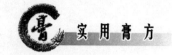

解者较为适宜)

处方：麻黄 200g，杏仁 200g，桑白皮 300g，赤小豆 300g，连翘 150g，金银花 150g，蒲公英 150g，紫花地丁 150g，紫背天葵 150g，苦参 150g，土茯苓 300g，黄柏 150g，白鲜皮 300g，地肤子 150g，丹皮 300g，赤芍 225g。

制法：以上各药熬汁去渣过滤，将汁炼至滴毛头纸上背面不洇为标准，收清膏。每清膏 500g 兑蜜 1 000g，收膏装瓶。

用法：每次服 30g，白开水冲服。

（3）水湿浸渍

症状：肢体浮肿不退，由于水湿之邪，浸渍肌肤，壅滞不行；肿势日甚，按之没指，由于水湿内聚，三焦决渎失司，膀胱气化失常，导致小便短少，水湿日增而无出路，横溢肌肤；身重神疲，胸闷，纳呆，泛恶，由于脾为湿困，阳气不得舒展；苔白腻，脉沉缓，即湿胜脾弱之象；病程较长，因湿为黏腻之邪，不易骤化。

证机概要：寒湿伤及脾阳，水湿不化。

治法：健脾化湿，通阳利水。

方药：胃苓五皮膏滋。

主治：全身水肿，胸腹胀满，小便不利以及妊娠水肿等。本方也常用于各种原因引起的水肿，但以急性肾炎水肿、妊娠水肿、经期水肿以及腹水等较为多用。

处方：白术 225g，茯苓皮 300g，苍术 150g，厚朴 150g，陈皮 150g，猪苓 300g，泽泻 150g，肉桂 100g，桑白皮 300g，陈皮 150g，大腹皮 200g，茯苓皮 300g，生姜皮 300g，麻黄 150g，杏仁 150g，葶苈子 120g。

制法：以上各药熬汁去渣过滤，将汁炼至滴毛头纸上背面不洇为标准，收清膏。每清膏 500g 兑蜜 1 000g，收膏装瓶。

用法：每次服 30g，白开水冲服。

（4）湿热壅盛

症状：遍身浮肿而皮肤绷急光亮，由于水湿之邪，郁而化热，或湿热之邪壅于肌肤经隧之间；胸脘痞闷，由于湿热壅滞三焦，气机升降失常；烦渴，小便短赤，大便干结，由于热邪偏重，津液被耗；苔黄腻，脉沉数或濡数，即湿热之证。

证机概要：即水湿壅盛，泛溢表里所致的阳水实证。

治法：分利湿热。

方药：疏凿膏滋。

主治：水肿。症见遍身浮肿，喘息，口渴，小便不利，大便秘结，脉滑。

处方：羌活 225g，秦艽 225g，大腹皮 150g，茯苓皮 300g，生姜皮 200g，泽泻 150g，赤小豆 300g，商陆 75g，槟榔 75g，葶苈子 75g，大蓟 200g，小蓟 200g，白茅根 300g，大枣 75g，杏仁 150g，牵牛子 100g，猪苓 300g，桑白皮 300g，冬瓜皮 300g，抽葫芦 300g。

制法：以上各药熬汁去渣过滤，将汁炼至滴毛头纸上背面不洇为标准，收清膏。每清膏 500g 兑蜜 1 000g，收膏装瓶。

用法：每次服 30g，白开水冲服。

2. 阴水

（1）脾阳虚衰

症状：身肿，腰以下尤甚，按之凹陷不起，由于中阳不振，健运失司，气不化水，以致下焦水邪泛滥；脘闷纳减，腹胀便溏，由于脾虚运化无力；面色萎黄，神疲肢冷，由于脾虚生化无权，阳不温煦；小便短少，由于阳不化气，则水湿不行；舌淡，苔白腻或白滑，脉沉缓或沉弱，即脾阳虚衰，水湿内聚之征。

证机概要：脾阳不足，水湿内停。

治法：温阳健脾，化气利水。

方药：实脾膏滋。

主治：阴水，肢体浮肿，色悴声短，口中不渴，身重纳呆，便溏溲清，四肢不温。舌苔厚腻而润，脉象沉细者。

处方：白术 150g，厚朴 150g，木瓜 150g，木香 150g，草果 60g，大腹皮 150g，茯苓皮 150g，干姜皮 150g，制附子 150g，炙甘草 75g，大枣 60g，苍术 150g，桂枝 150g，猪苓 150g，泽泻 150g，生黄芪 150g，人参 60g。

制法：以上各药熬汁去渣过滤，将汁炼至滴毛头纸上背面不洇为标准，收清膏。每清膏 500g 兑蜜 1 000g，收膏装瓶。

用法：每次服 30g，白开水冲服。

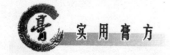

（2）肾阳衰微

症状：腰以下肿甚，按之凹陷不起，由于腰膝以下，肾气主之，肾气虚衰，阳不化气，水湿下聚；心悸气促，由于水气上凌心肺；腰痛酸重，由于腰为肾之府，肾虚而水湿内盛；尿量减少，或因下之不固而多尿，故有浮肿与多尿并见，由于肾与膀胱相表里，肾阳不足，膀胱气化不利；四肢厥冷，怯寒神疲，由于肾阳亏虚，命门火衰，不能温养；面色灰滞或晄白，由于阳气不能温煦上荣；舌淡胖，苔白，脉沉细或沉迟无力，均为阳气虚衰，水湿内盛之候。

证机概要：脾肾阳虚，水寒内聚。

治法：温肾助阳，化气行水。

方药：济生肾气合真武膏滋。

主治：肾虚水肿，腰膝酸重，小便不利，痰饮喘咳。

处方：熟地黄300g，山茱萸150g，牡丹皮120g，山药160g，茯苓皮300g，泽泻150g，肉桂75g，附子（制）75g，牛膝150g，车前子120g，白芍150g，白术150g，生姜60g。

制法：以上各药熬汁去渣过滤，将汁炼至滴毛头纸上背面不洇为标准，收清膏。每清膏500g兑蜜1 000g，收膏装瓶。

用法：每次服30g，白开水冲服。

五、 预后转归

凡水肿病程较短，或由营养障碍引起的浮肿，只要及时治疗，合理调养，预后一般较好。若病程较长，反复发作，正虚邪恋，则缠绵难愈。若肿势较甚，症见唇黑，缺盆平，脐突、足下平，背平，或见心悸，唇绀，气急喘促不能平卧，甚至尿闭，下血，均属病情危重。如久病正气衰竭，浊邪上泛，出现口有秽味，恶心呕吐；肝风内动，出现头痛，抽搐等症，预后多不良，每易出现脱证，应密切观察病情变化，及时处理。

六、 预防调护

本病水肿较甚，应吃无盐饮食，待肿势渐退后，逐步改为低盐，最后恢复普通饮食。忌食辛辣、烟酒等刺激性食物。若因营养障碍致肿者，不必过于强调忌盐，而应适量进食富于营养之蛋白质类饮食。此外，尚须注意摄生，不宜过度疲劳，尤应节制房事，以防斫伤真元，起居有时，预防外感，加强护理，避免褥疮。

七、编后语

水肿为常见病，外感内伤均可引起，病理变化主要在肺、脾、肾三脏，肺失宣降通调，脾失健运，肾失开合，以致体内水液潴留，泛滥肌肤，而成本病，其中以肾脏为本。临床辨证以阴阳为纲，表实热证多为阳水，里虚寒证多为阴水，但要注意二者之间的转化。水肿的治疗原则是分阴阳而治，阳水主要治以发汗、利小便，宣肺健脾，水势壅盛则可酌情暂行攻逐，总以祛邪为主；阴水则主要治以温阳益气、健脾、益肾、补心，兼利小便，酌情化瘀，以扶正为法。虚实并见者，则攻补兼施。在调摄上，应特别注意水肿时忌盐，预防外感，避免过劳等。水肿消退后，还要谨守病机以图本，健脾益气补肾以资巩固，以杜绝其复发。

淋　　证

一、概述

淋证是指因饮食劳倦、湿热侵袭而致的以肾虚、膀胱湿热、气化失司为主要病机，以小便频急、滴沥不尽、尿道涩痛、小腹拘急、痛引腰腹为主要临床表现的一类病证。

淋证为临床常见病，中医药治疗类属淋证的尿路结石和肾盂肾炎均有较好的疗效。西医学的泌尿系感染、泌尿系结石、泌尿系肿瘤、乳糜尿等，当临床表现为淋证时，可参考本节内容辨证论治。

二、病因病机

1. 膀胱湿热。多食辛热肥甘之品，或嗜酒过度，酿成湿热，下注膀胱，或下阴不洁，湿热秽浊毒邪侵入膀胱，酿成湿热，或肝胆湿热下注皆可使湿热蕴结下焦，膀胱气化不利，发为热淋；若灼伤脉络，迫血妄行，血随尿出，则发为血淋；若湿热久蕴，煎熬尿液，日积月累，结成砂石，则发为石淋；若湿热蕴结，膀胱气化不利，不能分清别浊，脂液随小便而出，则发为膏淋。

2. 肝郁气滞。恼怒伤肝，肝失疏泄，或气滞不行，郁于下焦，致肝气郁结，膀胱气化不利，发为气淋。

3. 脾肾亏虚。久淋不愈，湿热耗伤正气，或劳累过度，房事不节，或年老、久病、体弱，皆可致脾肾亏虚。脾虚而中气不足，气虚下陷，则发为气淋；若肾虚而下元不固，肾失固摄，不能制约脂液，脂液下注，随尿而出，则发为膏淋；若肾虚而阴虚火旺，火热灼伤脉络，血随尿出，则发为血淋；病久伤正，遇劳即发者，则为劳淋。

"诸淋者，由肾虚而膀胱热故也。"淋证的病位在肾与膀胱，且与肝脾有关。其病机主要是肾虚，膀胱湿热，气化失司。肾与膀胱相表里，肾气的盛衰，直接影响膀胱的气化与开合。淋证日久不愈，热伤阴，湿伤阳，易致肾虚；肾虚日久，湿热秽浊邪毒容易侵入膀胱，引起淋证的反复发作。因此，肾虚与膀胱湿热在淋证的发生、发展及病机转化中具有重要的意义。淋证有虚有实，初病多实，久病多虚，初病体弱及久病患者，亦可虚实并见。实证多在膀胱和肝，虚证多在肾和脾。

三、 诊查要点

1. 具有淋证的小便频急，滴沥不尽，尿道涩痛，小腹拘急，痛引腰腹等基本临床特征。尚可有各种淋证各自的特征。

2. 病久或反复发作后，常伴有低热，腰痛，小腹坠胀，疲劳等症。

3. 多见于已婚女性，每因劳累过度，情志变化，感受外邪而诱发。

4. 结合有关检查，如尿常规、尿细菌培养、X线腹部摄片、肾盂造影、双肾及膀胱B超、膀胱镜等，可明确诊断。

四、 辨证论治

(一) 辨证要点
1. 辨明淋证类别

由于每种淋证都有不同的病机，其演变规律和治法也不尽相同，在此需要辨明淋证类别。辨识的要点是每种淋证的各自特征。起病急，症见发热、小便热赤、尿时热痛，小便频急症状明显，每日小便可达数十次，每次尿量少者为热淋；小便排出砂石，或尿道中积有砂石，致排尿时尿流突然中断，尿道窘迫疼痛，或砂石阻塞于输尿管或肾盂中，常致腰腹绞痛难忍者为石淋；小腹胀满明显，小便艰涩疼痛，尿后余沥不尽者为气淋；尿中带血或夹有血块，并有尿路疼痛者为血淋；淋证而见小便浑浊如米泔或滑腻如脂膏者为膏淋；久淋，小便淋沥不已，时作时止，遇劳即发者为劳淋。

2. 辨虚实

在区别各种不同淋证的基础上，还需辨识证候的虚实。一般而言，初起或在急性发作阶段，因膀胱湿热、砂石结聚、气滞不利所致，尿路疼痛较甚者，多为实证；淋久不愈，尿路疼痛轻微，见有肾气不足，脾气虚弱之证，遇劳即发者，多属虚证。气淋、血淋、膏淋皆有虚、实及虚实并见之证，石淋日久，伤及正气，阴血亏耗，亦可表现为正虚邪实并见之证。

3. 辨标本缓急

各种淋证之间可以相互转化，也可以同时并存，所以辨证上应区别标本缓急。一般是本着正气为本、邪气为标，病因为本、证候为标，旧病为本、新病为标等标本关系进行分析判断。以劳淋转为热淋为例，从邪与正的关系看，劳淋正虚是本，热淋邪实为标；从病因与证候的关系看，热淋的湿热蕴结膀胱为本，而热淋的证候为标。根据急则治标，缓则治本的原则，当以治热淋为急务，从而确立清热通淋利尿的治法，先用相应的方药，待湿热渐清，转以扶正为主。同样在石淋并发热淋时，则新病热淋为标，旧病石淋为本，如尿道无阻塞等紧急病情，应先治热淋，后治石淋，治愈热淋后，再治石淋。

(二)治疗原则

实则清利，虚则补益，是治疗淋证的基本原则。所以徐灵胎评《临证指南医案·淋浊》时指出："治淋之法，有通有塞，要当分别，有瘀血积塞住溺管者，宜先通，无瘀积而虚滑者，宜峻补。"

1. 基本原则

（1）实则清利：实证有膀胱湿热者，治宜清热利湿；有热邪灼伤血络者，治宜凉血止血；有砂石结聚者，治宜通淋排石；有气滞不利者，治宜利气疏导。

（2）虚则补益：虚证以脾虚为主者，治宜健脾益气；以肾虚为主者，治宜补虚益肾。

2. 注意事项

淋证的治法，古有忌汗、忌补之说，如《金匮要略·消渴小便不利淋病脉证并治》说："淋家不可发汗"，《丹溪心法·淋》说："最不可用补气之药，气得补而愈胀，血得补而愈涩，热得补而愈盛。"验之临床实际，未必都是如此。淋证往往有恶寒发热，此并非外邪袭表，而是湿热熏蒸，邪正相搏所致，发汗解表，自非所宜。因淋证多属膀胱有热，阴液常感不足，而辛散发表，用之不当，不仅不能退热，反有劫伤营阴之弊。若淋证确由外感诱发，或淋家新感外邪，症见恶寒发热、鼻塞流涕、咳嗽、咽痛者，仍可适当配合辛凉解表之剂。因淋证为膀胱有热，阴液不足，即使感受寒邪，亦容易化热，故应避免辛温之品。至于淋证忌补之说，是指实热之证而言，诸如脾虚中气下陷，肾虚下元不固，自当运用健脾益气、补肾固涩等法治之，不属忌补范围。

（三）证治分类

1. 热淋

症状：尿频尿急、溺时涩痛、淋沥不畅，甚则癃闭不通，由于湿热下注蕴于膀胱，水道不利；尿色浑赤，由于湿热蕴蒸；少腹急满，由于湿热郁遏，气机不畅；口燥咽干，由于津液不布；苔黄腻，脉滑数，即湿热之症。

证机概要：湿热蕴结下焦，膀胱气化失司。

治法：清热解毒，利湿通淋。

方药：八正膏滋。

主治：湿热淋证。尿频尿急，溺时涩痛，淋漓不畅，尿色浑赤，甚则癃闭不通，小腹急满，口燥咽干，舌苔黄腻，脉滑数。

处方：车前子300g，瞿麦300g，萹蓄300g，滑石150g，山栀子150g，炙甘草100g，通草100g，灯心草30g，生地150g，牛膝150g，白茅根150g，乌药150g，川楝子150g，柴胡100g，金银花150g，连翘150g。

制法：以上各药熬汁去渣过滤，将汁炼至滴毛头纸上背面不洇为标准，收清膏。每清膏500g兑蜜1 000g，收膏装瓶。

用法：每次服30g，白开水冲服。

2. 石淋

症状：小便艰涩，尿时疼痛，由于湿热下注，煎熬尿液，结为砂石，砂石不能随尿排出；尿时突然中断，由于砂粒较大，阻塞尿路；疼痛难忍，由于阻塞不通；尿中带血，由于结石损伤脉络；腰酸隐痛，手足心热，舌红少苔，脉细带数，由于病久阴血亏耗，伤及正气，虚实夹杂；面色少华，精神萎顿，少气乏力，舌淡边有齿印，脉细而弱，由于气血亏虚。

证机概要：湿热蕴结下焦，尿液煎熬成石，膀胱气化失司。

治法：清热利尿，通淋排石。

方药：石韦膏滋。

主治：膀胱有热，致患石淋、劳淋、热淋，小便不利，淋沥频数，胞中满急，脐腹疼痛。

处方：通草 120g，石韦 200g，王不留行 60g，滑石 150g，炙甘草 100g，当归 120g，白术 150g，瞿麦 150g，白芍 100g，冬葵子 100g，车前子 300g，金钱草 300g，海金沙 300g，鸡内金 200g，小蓟 150g，生地 150g，藕节 150g，川牛膝 150g，蒲公英 150g，黄柏 150g。

制法：以上各药熬汁去渣过滤，将汁炼至滴毛头纸上背面不洇为标准，收清膏。每清膏 500g 兑蜜 1 000g，收膏装瓶。

用法：每次服 30g，白开水冲服。

3. 气淋

症状：包括实证和虚证。实证有排尿不畅，少腹满痛，由于少腹乃足厥阴肝经循行之处，情志抑郁，肝失条达，气机郁结，膀胱气化不利；脉沉弦，即肝郁之证。虚证有尿频，小腹坠胀，由于病久不愈，或过用苦寒疏利之品，耗伤中气，气虚下陷；尿不干净，由于气虚不能摄纳；面色㿠白，舌质淡，脉虚细，均为气血亏虚之证。

证机概要：气机郁结，膀胱气化不利。

治法：实证宜利气疏导，虚证宜补中益气。

方药：实证用沉香膏滋，虚证用补中益气膏滋。

（1）沉香膏滋

主治：气淋。脐下胀闷，小便疼不可忍。

处方：沉香 150g，橘皮 200g，当归 150g，白芍 150g，生甘草 100g，石韦 300g，冬葵子 150g，滑石 150g，王不留行 60g，青皮 150g，乌药 150g，小茴香 100g，红花 100g，赤芍 100g，川牛膝 150g。

制法：以上各药熬汁去渣过滤，将汁炼至滴毛头纸上背面不洇为标准，收清膏。每清膏 500g 兑蜜 1 000g，收膏装瓶。

用法：每次服 30g，白开水冲服。

（2）补中益气膏滋

主治：气淋。对长期反复发作，缠绵难愈的中老年慢性泌尿系感染和老年男性前列腺肥大，多以尿频、尿有余沥为主症，且劳累后加重。同时伴面色苍白，神疲乏力等脾胃虚弱症状，此乃素体脾虚，或久病多用苦寒，脾阳受损，下元不固（气淋）。

处方：黄芪 150g，党参 15g，白术 100g，炙甘草 150g，当归 100g，陈皮 60g，升麻 60g，柴胡 120g，生姜 60g，大枣 60g，车前草 150g，白茅根 150g，滑石 150g，茯苓 100g，杜仲 150g，枸杞 120g，怀牛膝 150g。

制法：以上各药熬汁去渣过滤，将汁炼至滴毛头纸上背面不洇为标准，收清膏。每清膏 500g 兑蜜 1 000g，收膏装瓶。

用法：每次服 30g，白开水冲服。

3. 血淋

症状：实证指小便涩痛有血，由于湿热下注膀胱，热盛伤络，迫血妄行；疼痛满急加剧，由于血块阻塞尿路；心烦，由于心火亢盛；舌红、脉数，即实热征象。虚证指尿色淡红，涩痛不明显，腰膝酸软，由于肾阴不足，虚火灼络，络伤血溢。舌淡红、脉细数，即肾阴虚征象。

证机概要：湿热下注膀胱，热甚灼络，迫血妄行。

治法：实证宜清热通淋，凉血止血；虚证宜滋阴清热，补虚止血。

方药：实证用小蓟膏滋，虚证用知柏地黄膏滋。

（1）小蓟膏滋

主治：热结下焦之血淋、尿血。小便频数，赤涩热痛，尿中见血，或尿血，舌红苔黄，脉数等。

处方：小蓟 300g，生地 200g，蒲黄 150g，藕节 300g，通草 150g，淡竹叶 100g，栀子 150g，滑石 150g，当归 150g，生甘草 60g，黄芩 100g，白茅根 300g，三七粉 30g，琥珀粉 30g。

制法：以上各药熬汁去渣过滤，将汁炼至滴毛头纸上背面不洇为标准，收清膏。每清膏 500g 兑蜜 1 000g，收膏装瓶。

用法：每次服 30g，白开水冲服。

（2）知柏地黄膏滋

主治：阴虚火旺，潮热盗汗，口干咽痛，耳鸣遗精，小便短赤。

处方：盐知母 150g，盐黄柏 150g，熟地黄 200g，山茱萸 150g，牡丹皮 150g，山药 150g，茯苓 100g，泽泻 100g，滑石粉 150g，旱莲草 150g，阿胶 150g，小蓟 300g，地榆 200g。

制法：以上各药熬汁去渣过滤，将汁炼至滴毛头纸上背面不洇为标准，收清膏。每清膏 500g 兑蜜 1 000g，收膏装瓶。

用法：每次服 30g，白开水冲服。

4. 膏淋

症状：实证包括小便混浊如米泔水，由于湿热下注，气化不利，脂液失于约束；尿道热涩疼痛，或混有血液，由于湿热蕴结，灼伤血络；舌红，苔黄腻，脉濡数，即湿热之象。虚证包括淋出如脂，由于日久反复不愈致肾虚下元不固而脂液下泄；形瘦，头昏乏力，腰膝酸软，由于肾元亏虚；舌淡，苔腻，脉细弱无力，由于肾虚湿热留连。

证机概要：湿热下注，阻滞络脉，脂汁外溢。

治法：实证宜清热利湿，分清泄浊；虚证宜补虚固涩。

方药：实证用萆薢分清膏滋，虚证用膏淋膏滋。

（1）萆薢分清膏滋

主治：淋证日久，湿热郁阻，膀胱气化不利，清浊相混，小便混浊。

处方：萆薢 300g，菖蒲 300g，黄柏 150g，车前子 300g，白术 150g，茯苓 100g，莲子 150g，丹参 150g，土茯苓 300g，荠菜 150g，乌药 150g，青皮 150g，小蓟 150g，蒲黄 100g，藕节 150g，白茅根 300g。

制法：以上各药熬汁去渣过滤，将汁炼至滴毛头纸上背面不洇为标准，收清膏。每清膏 500g 兑蜜 1 000g，收膏装瓶。

用法：每次服 30g，白开水冲服。

（2）膏淋膏滋

主治：膏淋。小便混浊稠黏，淋涩作痛。

处方：党参 300g，山药 300g，生地黄 300g，芡实 300g，白芍 300g，龙骨 300g，牡蛎 300g。

制法：以上各药熬汁去渣过滤，将汁炼至滴毛头纸上背面不洇为标准，收清膏。每清膏 500g 兑蜜 1 000g，收膏装瓶。

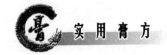

用法：每次服 30g，白开水冲服。

5. 劳淋

症状：小便不甚赤涩，但淋沥不已，遇劳即发，由于诸淋日久，过服寒凉，久病体虚，劳伤过度则脾肾两虚，湿浊留连不去；舌淡，脉弱，由于气血不足。

证机概要：湿热留恋，脾肾两虚，膀胱气化无权。

治法：健脾益肾。

方药：无比山药膏滋。

主治：劳淋。经常腰部酸痛，小便淋沥不已，遇劳即发为主要表现的淋证。

处方：山药 300g，茯苓 150g，泽泻 150g，熟地 200g，山茱萸 150g，巴戟天 150g，菟丝子 200g，杜仲 150g，牛膝 150g，五味子 100g，肉苁蓉 300g，赤石脂 60g。

制法：以上各药熬汁去渣过滤，将汁炼至滴毛头纸上背面不洇为标准，收清膏。每清膏 500g 兑蜜 1 000g，收膏装瓶。

用法：每次服 30g，白开水冲服。

五、预后转归

各种淋证之间，在转归上存在着一定的关系。首先是不同淋证之间和某些淋证本身的虚实之间可相互转化。如实证的热淋、血淋、气淋失治误治，邪伤正气，可以转化为虚证的劳淋，反之虚证的劳淋，重感于邪或七情再伤，也可转化为实证或虚实并见的热淋、血淋、气淋。而当湿热未尽，正气已伤，处于实证向虚证的移行阶段，则表现为虚实并见的证候。又如气淋、血淋、膏淋等淋证本身，都可由实证向虚证或由虚证向实证转化。而石淋由实转虚时，由于砂石未去，则表现为正虚邪实之证。其次是某些淋证间的相互转化或同时兼见，如热淋可转为血淋，血淋也可诱发热淋。又如热淋若热伤血络，可兼血淋；在石淋的基础上，若石动损伤血络，也可兼见血淋；石淋再感湿热之邪，又可兼见热淋；或膏淋并发热淋、血淋等。认识淋证的各种转化关系，对临床灵活运用辨证论治，有实际指导意义。淋证久病不愈，可发展成癃闭和关格。

淋证的预后，往往与其类型和病情轻重有关，一般说来，淋证初起多较易治愈，但少数热淋、血淋有时可发生湿热弥漫三焦，热毒陷入营血，出现高热、神昏、谵语等重危证候。

淋证日久不愈或反复发作，可以转为劳淋，导致脾肾两虚，甚至脾肾衰败，肾亏肝旺，肝风上扰，而出现头晕肢倦，恶心呕吐，不思纳食，烦躁不安，甚则昏迷抽搐等证候。至于淋证日久，尿血绵绵不止，患者面色憔悴，形体瘦削，或少腹扪及肿块，此乃气滞血瘀，进而可导致症积形成。

六、 预防调护

增强体质，防止情志内伤，消除各种外邪入侵和湿热内生的有关因素，如忍尿、过食肥甘、纵欲过劳、外阴不洁等，是预防淋证发病及病情反复的重要方面。注意妊娠及产后卫生，对防止子淋、产后淋的发生有重要意义。积极治疗消渴、痨瘵等疾患，避免不必要的导尿及泌尿道器械操作，也可减少本病证的发生。淋证应多喝水，饮食宜清淡，忌肥腻香燥、辛辣之品；禁房事；注意适当休息，有助于早日恢复健康。

七、 编后语

淋证是以小便频急，滴沥不尽，尿道涩痛，小腹拘急，痛引腰腹为主要临床表现的一类病证。病因以饮食劳倦，湿热侵袭为主，病位在肾与膀胱，主要病机是肾虚。膀胱湿热，气化失司。本病证初起多实，久则由实转虚，亦可呈现虚实并见的证候。肾虚、膀胱湿热在其发病及病机转化中具有重要的意义。淋证临床症状有两类：一类是膀胱气化失司所引起的证候，一类是各种淋证的特殊症状。前者是诊断淋证的主要凭证，后者是辨识淋证中不同类别的主要依据。根据后者，目前将淋证分为热淋、石淋、气淋、血淋、膏淋和劳淋六种。在辨证时，除要辨别淋证的不同类别外，还要详审证候的虚实。初起或在急性发作阶段，因膀胱湿热、砂石结聚、气滞不利所致，尿路疼痛较甚者，多为实证；淋久不愈，尿路疼痛轻微，见有肾气不足、脾气虚弱之证，遇劳即发者，多属虚证。实则清利，虚则补益，是治疗淋证的基本原则。实证有膀胱湿热者，治宜清热利湿；有热邪灼伤血络者，治宜凉血止血；有砂石结聚者，治宜通淋排石；有气滞不利者，治宜利气疏导。虚证以脾虚为主者，治宜健脾益气；以肾虚为主者，治宜补虚益肾。由于不同淋证之间和某些淋证本身的虚实之间可以相

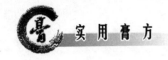

互转化，或同时兼见，因此在治疗淋证时，要谨守病机，辨证论治。

癃　闭

一、概述

癃闭是由于肾和膀胱气化失司导致的以排尿困难，全日总尿量明显减少，小便点滴而出，甚则闭塞不通为临床特征的一种病证。其中以小便不利，点滴而短少，病势较缓者称为"癃"；以小便闭塞，点滴全无，病热较急者称为"闭"。癃和闭虽有区别，但都是指排尿困难，只是轻重程度上的不同，因此多合称为癃闭。

癃闭相当于西医学中各种原因引起的尿潴留和无尿症。其神经性尿闭、膀胱括约肌痉挛、尿路结石、尿路肿瘤、尿路损伤、尿道狭窄、老年人前列腺增生症、脊髓炎等病所出现的尿潴留及肾功能不全引起的少尿、无尿症，皆可参考本节内容辨证论治。

二、病因病机

1. 湿热蕴结。过食辛辣肥腻，酿湿生热，湿热不解，下注膀胱，或湿热素盛，肾热下移膀胱，或下阴不洁，湿热侵袭，膀胱湿热阻滞，气化不利，小便不通，或尿量极少，而为癃闭。

2. 肺热气壅。肺为水之上源。热邪袭肺，肺热气壅，肺气不能肃降，津液输布失常，水道通调不利，不能下输膀胱；又因热气过盛，下移膀胱，以致上下焦均为热气闭阻，气化不利，而成癃闭。

3. 脾气不升。劳倦伤脾，饮食不节，或久病体弱，致脾虚清气不能上升，则浊气难以下降，小便因而不通，而成癃闭。故《灵枢·口问》曰："中气不足，溲便为之变。"

4. 肾元亏虚。年老体弱或久病体虚，肾阳不足，命门火衰，气不化水，是以"无阳则阴无以化"，而致尿不得出；或因下焦炽热，日久不愈，耗损津液，以致肾阴亏虚，水府枯竭，而成癃闭。

5. 肝郁气滞。七情所伤，引起肝气郁结，疏泄不及，从而影响三焦水液的运行和气化功能，致使水道通调受阻，形成癃闭。且肝经经脉绕阴器，抵少腹，这也是肝经有病，可导致癃闭的原因。所以《灵枢·经脉》

提出："肝足厥阴之脉……是主肝所生病者……遗溺、闭癃。"

6. 尿路阻塞。瘀血败精，或肿块结石，阻塞尿道，小便难以排出，因而形成癃闭。即《景岳全书·癃闭》所说："或以败精，或以槁血，阻塞水道而不通也。"

《素问·灵兰秘典论篇》曰："膀胱者，州都之官，津液藏焉，气化则能出矣。"小便的通畅，有赖于膀胱的气化，因此，本病的病位在膀胱。《素问·经脉别论篇》又曰："饮入于胃，游溢精气，上输于脾，脾气散精，上归于肺，通调水道，下输膀胱，水精四布，五经并行。"

水液的吸收、运行、排泄，还有赖于三焦的气化和肺、脾、肾的通调、转输、蒸化，故癃闭的病位还与三焦、肺脾肾密切相关。上焦之气不化，当责之于肺，肺失其职，则不能通调水道，下输膀胱；中焦之气不化，当责之于脾，脾气虚弱，则不能升清降浊；下焦之气不化，当责之于肾，肾阳亏虚，气不化水，肾阴不足，水府枯竭，均可导致癃闭。肝郁气滞，使三焦气化不利，也会发生癃闭。此外，各种原因引起的尿路阻塞，均可引起癃闭。基本病机可归纳为三焦气化不利，或尿路阻塞，导致肾和膀胱气化失司。

三、 诊查要点

1. 以排尿困难，全日总尿量明显减少，点滴而出，或小便闭塞不通，点滴全无为临床特征。

2. 多见于老年男性，或产后妇女，手术后患者。常有淋证、水肿病病史。

3. 凡小腹胀满，小便欲解不出，触叩小腹部膀胱区明显胀满者，是为尿潴留，若全日小便总量明显减少或不通，无尿意，无小腹胀满，触叩小腹部膀胱区亦无明显充盈征象，则多属肾功能衰竭。

4. 适当选择肛门指诊、B超、腹部X线摄片、膀胱镜、肾功能检查，以明确是肾、膀胱、尿道还是前列腺等疾病引起的癃闭。

四、 辨证论治

（一）辨证要点

1. 辨主因

尿热赤短涩，舌红苔黄，脉数者属热；

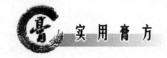

口渴欲饮，咽干，气促者，多为热壅于肺；

口渴不欲饮，小腹胀满者，多为热积膀胱；

时欲小便而不得出，神疲乏力者，多属虚；

年老排尿无力，腰膝酸冷者，为肾虚命门火衰；

小便不利兼有小腹坠胀，肛门下坠者，为脾虚中气不足；

尿线变细或排尿中断，腰腹疼痛，舌质紫暗者，属尿道阻塞。

2. 辨虚实

癃闭的辨证以虚实为纲。

因湿热蕴结、浊瘀阻塞、肝郁气滞、肺热气壅所致者——实证；

因脾虚不升、肾阳亏虚、命门火衰，气化不及州渚者——虚证。

起病急骤，病程较短者——实证；

起病较缓，病程较长者——虚证。

体质较好，症见尿流窘迫，赤热或短涩，苔黄腻或薄黄，脉弦涩或数——实证；

体质较差，症见尿流无力，精神疲乏，舌质淡，脉沉细弱者——虚证。

（二）治疗原则

癃闭的治疗应根据"六腑以通为用"的原则，着眼于通，即通利小便。但通之之法，有直接、间接之分，因证候的虚实而异。

基本原则：通利小便。

实证治宜清湿热，散瘀结，利气机而通利水道；

虚证治宜补脾肾，助气化，使气化得行，小便自通。

注意事项：要根据病因病机，病变在肺、脾、肾的不同，进行辨证论治，不可滥用通利小便之法。

此外，尚可根据"上窍开则下窍自通"的理论，用开提肺气法，开上以通下，即所谓"提壶揭盖"之法治疗。

若小腹胀急，小便点滴不下，内服药物缓不济急时，应配合导尿或针灸以急通小便。

（三）证治分类

1. 膀胱湿热

症状：小便点滴不通，或量少而短赤灼热，小腹胀满，口苦口黏，或口渴不欲饮，或大便不畅，苔根黄腻，舌质红，脉数。

证机概要：湿热壅结下焦，膀胱气化不利。

治法：清热利湿，通利小便。

方药：八正膏滋。

主治：湿热淋证。尿频尿急，溺时涩痛，淋漓不畅，尿色浑赤，甚则癃闭不通，小腹急满，口燥咽干，舌苔黄腻，脉滑数。

处方：车前子 300g，瞿麦 300g，萹蓄 300g，滑石 150g，山栀子 150g，炙甘草 100g，通草 100g，灯心草 30g，生地 150g，牛膝 150g，白茅根 150g，熟大黄 100g，川楝子 150g，柴胡 100g，金银花 150g，连翘 150g。

制法：以上各药熬汁去渣过滤，将汁炼至滴毛头纸上背面不洇为标准，收清膏。每清膏 500g 兑蜜1 000g，收膏装瓶。

用法：每次服 30g，白开水冲服。

2. 肺热壅盛

症状：全日总尿量极少或点滴不通，咽干，烦渴欲饮，呼吸急促或咳嗽，苔薄黄，脉数。

证机概要：肺热壅盛，失于肃降，不能通调水道，无以下输膀胱。

治法：清肺热，利水道。

方药：清肺膏滋。

主治：热在上焦肺经气分而导致的渴而小便闭涩不利。

处方：黄芩 150g，桑白皮 150g，麦冬 150g，车前子 150g，通草 100g，山栀 150g，茯苓 100g，金银花 150g，连翘 200g，虎杖 150g，鱼腥草 150g，黄连 150g，竹叶 100g，杏仁 60g，大黄 60g，薄荷 60g，桔梗 60g。

制法：以上各药熬汁去渣过滤，将汁炼至滴毛头纸上背面不洇为标准，收清膏。每清膏 500g 兑蜜1 000g，收膏装瓶。

用法：每次服 30g，白开水冲服。

3. 肝郁气滞

症状：小便不通，或通而不爽，胁腹胀满，情志抑郁，或多烦易怒，舌红，苔薄黄，脉弦。

证机概要：肝的疏泄功能异常，疏泄不及而致气机郁滞。

治法：疏利气机，通利小便。

方药：沉香膏滋。

主治：因五内郁结，气不得舒，阴滞于阳，而致癃闭，小腹胀满，小便不通。

处方：沉香30g，橘皮150g，当归300g，王不留行150g，石韦300g，冬葵子150g，滑石200g，白芍200g，甘草100g，木香100g，枳壳100g，乌药100g，槟榔60g，大黄60g，乌梅150g，丹皮150，山栀150g。

制法：以上各药熬汁去渣过滤，将汁炼至滴毛头纸上背面不洇为标准，收清膏。每清膏500g兑蜜1 000g，收膏装瓶。

用法：每次服30g，白开水冲服。

4. 尿道阻塞

症状：小便点滴而下，或尿细如线，甚则阻塞不通，小腹胀满疼痛，舌质紫暗或有瘀点，脉细涩。

证机概要：瘀血结聚，阻塞尿道。

治法：行瘀散结，通利水道。

方药：代抵当膏滋。

主治：行瘀散结，通利水道。小便点滴而下，或尿细如线，甚则阻塞不通，小腹胀满疼痛。

处方：归尾300g，穿山甲30g，桃仁100g，大黄100g，芒硝100g，生地100g，肉桂30g，红花100g，川牛膝200g，三棱30g，莪术30g，黄芪250g，丹参300g，赤芍250g，金钱草200g，鸡内金200g，冬葵子100g，萹蓄120g，瞿麦120g。

制法：以上各药熬汁去渣过滤，将汁炼至滴毛头纸上背面不洇为标准，收清膏。每清膏500g兑蜜1 000g，收膏装瓶。

用法：每次服30g，白开水冲服。

5. 脾气不升

症状：时欲小便而不得出，或量少而不爽利，气短，语声低微，小腹坠胀，精神疲乏，食欲不振，舌质淡，脉弱。

证机概要：脾胃气虚，升降失调，膀胱气化不利。

治法：益气健脾，升清降浊，化气利尿。

方药：补中益气春泽膏滋。

主治：益气健脾，升清降浊，化气利尿。时欲小便而不得出，或量少而不爽利，精神疲乏，食欲不振。

处方：人参300g，黄芪300g，白术200g，桂枝200g，升麻200g，柴胡200g，猪苓300g，泽泻250g，茯苓300g。

制法：以上各药熬汁去渣过滤，将汁炼至滴毛头纸上背面不洇为标准，收清膏。每清膏500g兑蜜1 000g，收膏装瓶。

用法：每次服30g，白开水冲服。

6. 肾阳衰惫

症状：小便不通或点滴不爽，排出无力，面色㿠白，神气怯弱，畏寒怕冷，腰膝冷而酸软无力，舌淡，苔薄白，脉沉细而弱。

证机概要：肾阳虚弱，膀胱气化无权。

治法：温补肾阳，化气利尿。

方药：济生肾气膏滋。

主治：温补肾阳，化气利尿。用于小便不通，面色㿠白，神气怯弱，畏寒怕冷，腰膝酸冷。

处方：熟地黄300g，山茱萸160g，牡丹皮120g，山药160g，茯苓250g，泽泻120g，肉桂40g，附子（制）40g，牛膝80g，车前子80g。

制法：以上各药熬汁去渣过滤，将汁炼至滴毛头纸上背面不洇为标准，收清膏。每清膏500g兑蜜1 000g，收膏装瓶。

用法：每次服30g，白开水冲服。

五、 预后转归

癃闭若得到及时而有效的治疗，初起病"闭"，后转为"癃"，尿量逐渐增加，是病情好转的现象，通过治疗完全可能获得痊愈。如果失治或误治，初起病"癃"而后转为病"闭"，为病势由轻转重。若病情发展，临床出现头晕头痛，视力模糊，胸闷喘促，恶心呕吐，烦躁，神昏等症，是由癃闭转为关格，若不及时抢救，可以导致死亡。诚如《景岳全书·癃闭》所说："小水不通是为癃闭，此最危最急症也，水道不通，则上侵脾胃而为胀，外侵肌肉而为肿，泛及中焦则为呕，再及上焦则为喘。数日不通，则奔迫难堪，必致危殆。"一般说来，膀胱有尿者，预后较好。膀胱无水者若病程短，全身状况较好，预后也尚可；若病程较长，全身状况较差者，预后不佳，又见尿毒上攻者，预后极差。

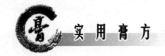

六、预防调护

锻炼身体，增强抵抗力，保持心情舒畅，切忌忧思恼怒；消除诸如忍尿，压迫会阴部，外阴不洁，过食肥甘辛辣，过量饮酒，贪凉，纵欲过劳等外邪入侵和湿热内生的有关因素；积极治疗淋证和水肿、尿路及尿路周边肿瘤等疾病，对防治癃闭均有重要意义。

七、编后语

癃闭是以排尿困难，全日总尿量明显减少，点滴而出，甚则小便闭塞不通，点滴全无为临床特征的一类病证。诊断癃闭应确定是膀胱无水症，还是尿潴留。若属膀胱无水症，则应准确测定每日的尿量。本病需与淋证、关格进行鉴别。癃闭的病位在膀胱，但和肾、脾、肺、三焦均有密切的关系。其主要病机为上焦肺之气不化，肺失通调水道，下输膀胱；中焦脾之气不化，脾虚不能升清降浊；下焦肾之气不化，肾阳亏虚，气不化水，或肾阴不足，水府枯竭；肝郁气滞，使三焦气化不利；尿路阻塞，小便不通。癃闭的辨证以辨虚实为主，其治疗应据"六腑以通为用"的原则，着眼于通。但通之法，因证候的虚实而异。实证治宜清湿热，散瘀结，利气机而通利水道；虚证治宜补脾肾，助气化，使气化得行，小便自通。同时，还要根据病因病机，病变在肺在脾在肾的不同，进行辨证论治，不可滥用通利小便之品。内服药物缓不济急时，应配合导尿或针灸以急通小便。

关　　格

一、概述

关格是指由于脾肾阴阳衰惫，气化不利，湿浊毒邪犯胃而致的以小便不通与呕吐并见为临床特征的一种危重病证。本病多由水肿、癃闭、淋证等病证发展而来。

西医学中泌尿系统疾病引起的慢性肾功能不全，可参考本节内容辨证论治。

二、 病因病机

水肿、癃闭、淋证等病证，在反复感邪、饮食劳倦等因素作用下，或失治误治，使其反复发作，迁延不愈，以致脾肾阴阳衰惫，气化不行，湿浊毒邪内蕴，气不化水，肾关不开，则小便不通。湿浊毒邪上逆犯胃，则呕吐，遂发为关格。脾肾阴阳衰惫是本，湿浊毒邪内蕴是标，故本病病理表现为本虚标实。在本病病变过程中，湿浊内阻中焦，脾胃升降失司，可致腹泻或便秘；湿浊毒邪外溢肌肤，可致皮肤瘙痒，或有霜样析出；湿浊毒邪上熏，可致口中臭秽，或有尿味，舌苔厚腻；湿浊上蒙清窍，可致昏睡或神识不清。根据人体禀赋素质的差异，湿浊毒邪在体内又有寒化和热化的不同，寒化则表现为寒浊上犯的证候，热化则表现为湿热内蕴的证候。随着病情的发展，正虚不复，可由虚致损。由于阴阳互根，阳损可以及阴。又因五脏相关，肾病可以累及他脏。肾病及肝，肝肾阴虚，虚风内动，可致手足搐搦，甚至抽搐；肾病及心，邪陷心包，可致胸闷心悸，或心前区痛，甚则神志昏迷；肾病及肺，可致咳喘，胸闷，气短难续，不能平卧。

综上所述，关格的病机往往表现为本虚标实，寒热错杂，病位以肾为主，肾、脾、胃、心、肝、肺同病，其基本病机为脾肾阴阳衰惫，气化不利，湿浊毒邪上逆犯胃。由于标实与本虚之间可以互相影响，使病情不断恶化，因而最终可因正不胜邪，发生内闭外脱、阴竭阳亡的极危之候。

三、 诊查要点

1. 具有小便不通和呕吐并见的临床特征。

2. 有水肿、淋证、癃闭等肾病病史。

3. 结合肾功能、B超、CT等检查，有助于明确诊断。

四、 辨证论治

(一) 辨证要点

主要应分清本虚标实的主次，本虚主要是脾肾阴阳衰惫，标实主要是湿浊毒邪。

若以本虚为主者，又应分清是脾肾阳虚还是肝肾阴虚；以标实为主者，应区分寒湿与湿热的不同。

若由水肿发展而来，症见面色苍白或晦滞，倦怠乏力，畏寒怕冷，四肢不温，尿清，舌质淡胖，伴有齿印者，多偏脾肾阳虚；

若由淋证发展而来，症见头晕眼花，肌肤干燥或抽筋，牙宣，鼻衄，肌衄，狂躁不安，舌质偏红而干燥，或花剥，脉细数者，多偏肝肾阴虚。

阳虚易致湿浊毒邪从寒化，因而湿浊毒邪伴有阳虚证者常属寒湿；阴虚易致湿浊毒邪从热化，因而湿浊毒邪伴有阴虚证者常属湿热。

(二) 治疗原则

关格的治疗应遵循《证治准绳·关格》提出的"治主当缓，治客当急"的原则。

1. 基本原则

(1) 治主当缓：所谓主，是指关格之本，即脾肾阴阳衰惫。治主当缓，也就是治疗关格之脾肾阴阳衰惫，应坚持长期调理，缓缓调补脾肾之阴阳。

(2) 治客当急：所谓客，是指关格之标，即湿浊毒邪。治客当急，也就是对于关格的湿浊毒邪，要尽快祛除。祛浊分化浊和降浊，湿热浊邪，当清热化浊；寒湿浊邪，当温阳散寒化浊；湿浊毒邪上犯中上二焦者，则宜降浊，使其从大便降泄而去。

2. 注意事项（关格治疗的其他疗法）

(1) 外治法：用大蒜 125g，捣烂，敷于两腰部，每日 1 次。贴敷处先用凡士林涂过，以免敷后出现水泡。亦可以用苦酒和芒硝（量多少不论）涂腹上，以薄薄一层为度，外用油纸覆盖，每日 4～6 次。

(2) 针灸疗法：关格吐逆、小便小利，急宜先灸肾俞、气海、天枢等穴，针刺涌泉、水分等穴。

(3) 中药保留灌肠

降浊灌肠方：生大黄、生牡蛎、六月雪各 30g，浓煎 120ml，高位保留灌肠，约 2～3 小时后，应用 300～500ml 清水清洁灌肠，每日 1 次，连续 10 日为 1 个疗程。休息 5 日后，可继续下一个疗程。

降氮汤：大黄 30g，桂枝 30g，煎成 200ml，保留灌肠。

(三) 证治分类

1. 脾肾亏虚，湿热内蕴

症状：小便短少，黄热，由于肾脾阴亏内热，湿浊邪毒内蕴化热，或湿热内盛，耗损肾气，气化无能，肾气不开；腰酸膝软，由于肾精亏损；面色晦暗，倦怠乏力，头痛不思纳食，由于湿热内盛，脾气亏损，运化失司，清阳不升，精微不布；舌质红，苔黄腻，脉细数或濡数，由于湿热邪毒久蕴。

证机概要：脾肾亏虚，湿热留恋，浊毒内蕴。

治法：健脾益肾，清热化浊。

方药：无比山药合黄连温胆膏滋。

主治：脾肾两虚，食少肌瘦，腰膝酸软，目眩耳鸣。伤暑汗出，身不大热，烦闷欲呕。

处方：山药225g，茯苓225g，泽泻200g，熟地200g，山茱萸200g，巴戟天150g，菟丝子20g，杜仲200g，牛膝150g，五味子100g，肉苁蓉150g，半夏100g，陈皮100g，枳实150g，竹茹100g，黄连60g。

制法：以上各药熬汁去渣过滤，将汁炼至滴毛头纸上背面不洇为标准，收清膏。每清膏500g兑蜜1 000g，收膏装瓶。

用法：每次服30g，白开水冲服。

2. 脾肾阳虚，寒浊上犯

症状：小便短少或不通、色清，由于肾脾阳气衰惫，气化无能，肾气不开；畏寒怕冷，下肢欠温，面色晦滞，由于脾肾阳气衰惫；便溏，腹泻，由于脾阳衰惫，运化失司，不能输布水津；呕吐清水，由于脾阳衰惫，胃失受纳腐熟之能，胃气上逆；舌质淡胖，苔白滑，脉沉细或濡细，由于肾脾阳衰，寒湿内蕴。

证机概要：脾肾阳气虚损，温煦气化无力，脾主运化与肾主水液功能失常，致寒浊上犯。

治法：温补脾肾，化湿降浊。

方药：温脾吴萸膏滋。

主治：脾肾阳虚，寒浊上犯。小便不通，或尿量极少而色清，畏寒怕冷，下肢欠温，大便稀溏，呕吐清水。

处方：附子100g，干姜100g，人参150g，甘草60g，大枣60g，大黄100，吴茱萸30g，生姜100g，菖蒲150g，远志120g，郁金200g。

制法：以上各药熬汁去渣过滤，将汁炼至滴毛头纸上背面不洇为标准，收清膏。每清膏500g兑蜜1 000g，收膏装瓶。

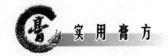

用法：每次服 30g，白开水冲服。

3. 肝肾阴虚，肝风内动

症状：小便量极少，由于肾衰气化无能，肾气不开；手足搐搦，或抽筋，由于阴液亏损，筋脉失养；头晕目眩，耳鸣，咽干，颧红，由于肝肾阴虚，虚火上扰；胁痛，由于肝脉布两胁，肝阴不足，则经脉失养；腰膝酸软，由于腰为肾之府，肾主骨，肝主筋，膝为筋之府，肝肾阴虚；五心烦热、盗汗、舌红无苔、脉细数，均为阴虚内热之征象。

证机概要：肝肾阴液精血亏虚，血不养筋，肝阴不能制约肝阳，肝阳亢奋无制，而致虚火内扰。

治法：滋补肝肾，平肝熄风。

方药：六味地黄合羚羊钩藤膏滋。

主治：肝肾阴虚，肝风内动。小便量极少，呕恶频作，面部烘热，头晕头痛，目眩，手足搐搦，或抽筋。

处方：熟地 200g，山茱萸 200g，山药 150g，茯苓 150g，泽泻 150g，丹皮 200g，水牛角 150g，钩藤 150g，桑叶 100g，菊花 100g，白芍 100g，生地 200g，浙贝 100g，竹茹 100g，茯神 150g，生甘草 150g。

制法：以上各药熬汁去渣过滤，将汁炼至滴毛头纸上背面不洇为标准，收清膏。每清膏 500g 兑蜜 1 000g，收膏装瓶。

用法：每次服 30g，白开水冲服。

4. 肾病及心，邪陷心包

症状：小便短少、无尿，由于肾衰气化无能，肾气不开；恶心呕吐，由于脾气衰惫，不能运化水湿，痰涎壅盛胃气上逆；心悸胸闷、心前区疼痛、神识昏蒙，由于邪毒内陷心包；谵语，循衣摸床，由于湿浊毒邪上蒙于脑；面白唇暗，四肢欠温，由于肾阳衰惫，肢体失于温煦；舌质淡紫，苔白腻脉沉缓，由于肾脾阴阳衰惫，湿浊邪毒内聚。

证机概要：肾病日久，温热痰浊病邪，内陷心包，蒙闭心窍，扰乱心神。

治法：豁痰降浊，辛温开窍。

方药：涤痰膏滋。

主治：肾病及心，邪陷心包。少尿、无尿，心悸胸闷，或心前区疼痛，神识昏蒙，恶心呕吐，四肢欠温，痰涎壅盛。

处方：半夏200g，陈皮200g，茯苓150g，竹茹150g，生姜150g，菖蒲150g，制南星60g，枳实150g，人参150g，甘草60g。

制法：以上各药熬汁去渣过滤，将汁炼至滴毛头纸上背面不洇为标准，收清膏。每清膏500g兑蜜1 000g，收膏装瓶。

用法：每次服30g，白开水冲服。可配合苏合香丸芳香开窍，可用温开水化开灌服，昏迷者，也可用鼻饲管灌入。

五、 预后转归

关格的前期阶段，经过积极治疗，预后尚好。而延至后期，湿浊毒邪上犯心肺，出现呼吸缓慢而深，或喘促息微，胸闷心悸，甚则神志昏迷者，病情危笃，预后较差，最终可导致内闭外脱，阴竭阳亡。临证应采取中西医综合治疗措施进行抢救，必要时配合血液透析疗法。

六、 预防调护

积极治疗水肿、淋证、癃闭等病，以及预防感冒、温病的发生是预防关格发生的关键。

在调摄方面，应严格控制蛋白质的摄入量，尽可能选取能为人体充分吸收利用的优质蛋白质，如牛奶、蛋清；适当给予高热量、富含维生素并且易消化的饮食，注意口腔和皮肤清洁，有水肿者应忌盐。

七、 编后语

小便不通名曰关，呕吐不止名曰格，关格是以小便不通与呕吐并见为特征的病证，多由水肿、淋证、癃闭等病证发展而来。本病由脾肾阴阳衰惫，气化不利，湿浊毒邪上逆犯胃所致，往往表现为本虚标实，寒热错杂的证候。本虚有脾肾阳虚和肝肾阴虚的区别，标实有湿热和寒湿之异。治疗时应当遵循"治主当缓，治客当急"的原则，缓缓调补脾肾之阴阳，而对湿浊毒邪，要尽快祛除。祛浊分化浊和降浊，湿热浊邪，当清热化浊；寒湿浊邪，当温阳散寒化浊；湿浊毒邪上犯中上二焦者，则宜降浊，使其从大便降泄而去。关格后期，病情危笃，应采用中西医结合疗法救治。

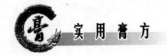

遗　精

一、概述

遗精是指因脾肾亏虚，精关不固，或火旺湿热，扰动精室所致的以不因性生活而精液频繁遗泄为临床特征的病证。本病发病因素比较复杂，主要有房事不节，先天不足，用心过度，思欲不遂，饮食不节，湿热侵袭等。有梦而遗精者，称为梦遗；无梦而遗精，甚至清醒时精液自出者，称为滑精。

二、病因病机

1. 君相火旺。劳心过度，心阴暗耗，心火偏亢，心火不能下交于肾，肾水不能上济于心，心肾不交，水亏火旺，扰动精室，发为遗精。《证治要诀·遗精》谓："有用心过度，心不摄肾，以致失精者。"《折肱漫录·遗精》说："梦遗之证，其因不同……非必尽因色欲过度，以致滑泄。大半起于心肾不交，凡人用心太过则火亢于上，火亢则水不升而心肾不交。士子读书过劳，每有此病。"又心有妄想，情动于中，所欲不遂，心神不宁，君火偏亢，相火妄动，扰动精室，也可发为遗精。

2. 湿热痰火下注。饮食不节，醇酒厚味，损伤脾胃，酿湿生热；或蕴痰化火，湿热痰火流注于下；或湿热之邪侵袭下焦，湿热痰火扰动精室，发为遗精。《杂病源流犀烛·遗泄源流》说："有因脾胃湿热，气不化清，而分注膀胱者，亦混浊稠厚，阴火一动，精随而出，此则不待梦而自遗者……有因饮酒厚味太过，痰火为殃者。"《明医杂著·梦遗滑精》云："梦遗滑精……饮酒厚味，痰火湿热之人多有之。"

3. 劳伤心脾。素禀心脾亏虚，或劳心太过，或体劳太过，以致心脾亏虚，气不摄精，发为遗精。《景岳全书·遗精》谓："有因用心思索过度辄遗者，此中气有不足，心脾之虚陷也。"

4. 肾虚不固。先天不足，禀赋素亏；或青年早婚，房事过度；或少年无知，频犯手淫，导致肾精亏虚。若致肾气虚或肾阳虚，则下元虚惫，精关不固，而致滑精。故《景岳全书·遗精》说："有素禀不足，而精易滑者，此先天元气之单薄也。"若肾阴亏虚，则阴虚而火旺，相火偏盛，扰动精室，精液自出，发为遗精。《医贯·梦遗并滑精论》说："肾之阴虚则精不藏，肝之阳强则火不秘，以不秘之火，加临不藏之精，有不梦，梦即泄矣。"《证治要诀·遗精》谓："有色欲太过，而滑泄不禁者。"

本病的发病多由于房事不节，先天不足，用心过度，思欲不遂，饮食不节，湿热侵袭等所致。《素问·六节藏象论篇》说："肾者主蛰，封藏之本，精之处也。"《景岳全书·遗精》指出："精之藏制虽在肾，而精之主宰则在心，故精之蓄泄无非听命于心。"故遗精的病位主要在肾和心，并与脾、肝密切相关。病机主要是君相火旺，扰动精室；湿热痰火下注，扰动精室；劳伤心脾，气不摄精；肾精亏虚，精关不固。

三、诊查要点

1. 已婚男子不因性生活而精液自出，或在睡眠中发生，或在清醒时发生遗精，每周超过 1 次以上；或未婚男子频繁发生精液遗泄，每周超过 2 次以上，伴有耳鸣、头昏、健忘、失眠、神倦乏力、腰酸膝软等症，并持续 1 个月以上者，即可诊断为遗精。

2. 直肠指诊、前列腺 B 超及精液常规等检查，有助于病因诊断。

四、辨证论治

(一)辨证要点

1. 审察脏腑

"有梦为心病，无梦为肾病"，用心过度，或杂念妄想，君相火旺，因梦而引起的遗精多为心病；禀赋不足，房劳太过，无梦而遗的多为肾病。症见失眠多梦、心悸心烦者，多为心病；症见腰酸膝软、眩晕耳鸣者，多为肾病。但各有例外，临床还必须结合患者的健康情况、病程的长短，以及脉症的表现等，才能正确辨证。

2. 分清虚实

初起以实证为多，日久以虚证为多。实证以君相火旺，湿热痰火下注，扰动精室者为主；虚证则以肾虚不固，劳伤心脾者为主。

(二)治疗原则

1. 基本原则

结合脏腑，分虚实而治。

（1）实证：以清泄为主，心病者兼用安神。

（2）虚证：以补涩为主。属肾虚不固者，补肾固精；劳伤心脾者，益气摄精；肾阳虚者，温补肾阳；肾阴虚者，滋养肾阴，其中重症患者，宜酌配血肉有情之品以补肾填精。阴虚火旺者，治以滋阴降火。

2. 注意事项

（1）君相火动，心肾不交之遗精，临床较为多见，病由心而起，在治疗的同时亦特别注意调摄心神，排除妄念。用药不宜过于苦泄，以免伤及阴液，可在清泄中酌加养阴之剂。

（2）湿热下注之遗精，不宜过早固涩，以免恋邪，若精滑致虚，需视虚实，然后酌情施治，不宜专事涩摄。其次，用药勿太寒凉和滋腻，以防苦寒败胃，不利脾胃亏弱之体；且火湿互因，早施滋腻，恐碍湿的泄化。

（3）脾胃虚弱者，不可轻用凉药。益气之中，多寓升提，清气上升则脾湿不运，则不致化生湿浊，陷溺于肾，影响肾的封藏。

（4）肾虚不固，应补肾固涩，但求阴阳平衡，温阳避免刚燥，需从阴中求阳。脾虚之人，补肾同时，尤应重视脾之健运，一概滋腻，易于呆滞。

（5）久遗不愈者，常有痰瘀滞留精道，瘀阻精窍的病理改变，可酌情用化痰祛瘀通络之变法治疗，往往可收到奇效。对于这种患者，临证辨证时不一定囿于舌紫脉涩，应抓住有忍精史，手淫过频，少腹、会阴部及睾丸坠胀疼痛，射精不畅，射精痛，精液黏稠或有硬颗粒状物夹杂其中等特点综合分析。

（三）证治分类

1. 君相火旺

症状：遗精，由于心为君火，君火亢盛不能下交于肾，肾水不能上济于心，同时君火引动下焦相火，君、相火俱旺，扰及精室；心悸、怔忡、心烦多梦，淫梦而遗精，是由于心火亢盛，神不守舍；小便短赤，由于心火下移于小肠、膀胱；面赤口苦，由于心火上炎；阳事易举，头晕耳鸣，由于相火妄动，阴不敛阳；舌红、苔黄、脉数，均为火炽之征；苔薄脉细数，属火盛伤阴。

证机概要：君火妄动，相火随之，迫精妄泄。

治法：清心安神，滋阴清热。

方药：黄连清心合三才封髓膏滋。

主治：清心安神，滋阴清热。泻火坚阴，固精封髓。用于阴虚火旺、相火妄动、扰动精室之梦遗、滑精、失眠多梦、腰膝酸软、五心烦热、口舌干燥等症。

处方：黄连150g，生地200g，当归200g，枣仁200g，茯神200g，远志150g，人参150g，甘草100g，莲子150g，山栀150g，竹叶100g，肉桂30g，天冬150g，熟地200g，黄柏150g，砂仁60g。

制法：以上各药熬汁去渣过滤，将汁炼至滴毛头纸上背面不洇为标准，收清膏。每清膏500g兑蜜1 000g，收膏装瓶。

用法：每次服30g，白开水冲服。

2. 湿热下注

症状：遗精频作，由于中焦脾胃湿热或肝胆湿热循经下注，扰及精室；小便短赤，淋沥不尽，阴囊湿痒，由于湿热下注，膀胱气化不利；精滑黏浊，由于湿热扰及精室，精关开合失度；胸胁苦满，口苦纳呆，大便黏滞不爽，由于湿性黏滞，湿热熏蒸肝胆，脾胃运化失常；舌质红、苔黄腻，均为内有湿热之象。

证机概要：湿热蕴滞，下扰精室。

治法：清热利湿。

方药：萆薢分清膏滋。

主治：淋证日久，湿热郁阻，膀胱气化不利，清浊相混，小便混浊。

处方：萆薢300g，菖蒲300g，黄柏150g，车前子300g，白术150g，茯苓100g，莲子150g，丹参150g，土茯苓300g，荠菜150g，乌药150g，青皮150g，小蓟150g，蒲黄100g，藕节150g，白茅根300g，虎杖150g，败酱草150g，赤芍150g，川牛膝150g。

制法：以上各药熬汁去渣过滤，将汁炼至滴毛头纸上背面不洇为标准，收清膏。每清膏500g兑蜜1 000g，收膏装瓶。

用法：每次服30g，白开水冲服。

3. 劳伤心脾

症状：精液遗泄，由于气不摄精，思虑过度，损伤心脾，或饮食不节，脾虚气陷，失于固摄，精关不固；心悸、心痛隐隐，由于心脾两虚，气血俱亏，血不养心；失眠，由于神失潜藏；头晕、健忘，由于心血不能上荣于脑；面色萎黄，由于心血不能上充于面；神疲，由于血亏气虚；舌质淡红，苔薄，脉细弱，均为心脾两虚，气血俱亏之证。

证机概要：心脾两虚，气虚神浮。

治法：调补心脾，益气摄精。

方药：妙香膏滋。

主治：心气不足，志意不定，惊悸恐怖，悲忧惨戚，虚烦少睡，喜怒无常，夜多盗汗，饮食无味，头目昏眩，梦遗失精。

处方：人参150g，黄芪300g，山药200g，茯苓200g，远志150g，木香150g，桔梗100g，麝香20g，升麻150g，柴胡150g。

制法：以上各药熬汁去渣过滤，将汁炼至滴毛头纸上背面不洇为标准，收清膏。每清膏500g兑蜜1 000g，收膏装瓶。

用法：每次服30g，白开水冲服。

4. 肾虚不固

症状：久遗不止，甚则滑精，由于肾气亏虚，精关不固；腰膝酸软，由于腰为肾之府，肾虚所致；形寒肢冷，阳痿早泄，由于肾阳亏虚，失其温煦；尿频或少尿，由于肾虚，膀胱气化不利；发落齿摇，由于肾虚，肾主骨，其华在发；舌淡、苔白、脉沉细无力，为肾气亏虚之象。

证机概要：肾阳虚衰，封藏失职，精关不固。

治法：补肾益精，固涩止遗。

方药：左归合金锁固精丸膏滋。

主治：精滑不禁、真元亏损、梦遗滑精、盗汗虚烦、腰痛耳鸣、四肢无力。

处方：熟地200g，山茱萸200g，枸杞子200g，山药200g，茯苓150g，甘草60g，当归300g，菟丝子200g，杜仲200g，沙苑蒺藜300g，芡实300g，莲须150g，金樱子300g，龙骨200g，牡蛎200g，莲子肉150g，桑螵蛸100g。

制法：以上各药熬汁去渣过滤，将汁炼至滴毛头纸上背面不洇为标准，收清膏。每清膏500g兑蜜1 000g，收膏装瓶。

用法：每次服30g，白开水冲服。

五、预后转归

遗精初起，一般以实证多见，日久不愈，可逐渐转变为虚证。在病理演变过程中，还可出现虚实并见之证。阴虚者可兼火旺，肾虚者可兼有湿热痰火。精属阴液，故开始多以伤及肾阴为主，因精与气互生，阴与阳互根，所以病久往往表现为肾气虚弱，甚则导致肾阳衰惫。因此，遗精日久，可兼见早泄，或导致阳痿。遗精预后较佳，但若调摄不当，或失治，也可致使久延不愈，甚至发展成虚劳。

六、 预防调护

注意调摄心神，排除杂念，对于心有妄想，所欲不遂者，尤为重要，此既是预防措施又是调摄内容。正如《景岳全书·遗精》所说："遗精之始，无不病由乎心……及其既病而求治，则尤当以持心为先，然后随证调理，自无不愈。使不知求本之道，全恃药饵，而欲望成功者，盖亦几希矣！"同时应节制房事，戒除手淫，注意生活起居，避免脑力和体力的过劳，晚餐不宜过饱，养成侧卧习惯，被褥不宜过重，衬裤不宜过紧，以减少局部刺激，并应少食辛辣刺激性食物。

七、 编后语

本病是指以不因性生活而精液频繁遗泄为临床特征的病证。有梦而遗精者，称为梦遗；无梦而遗精，甚至清醒时精液自出者，称为滑精。本病的发病因素比较复杂，主要有房事不节，先天不足，用心过度，思欲不遂，饮食不节，湿热侵袭等。遗精的病位主要在肾和心，并与肝、脾密切相关。病机主要是君、相火旺，扰动精室；湿热痰火下注，扰动精室；劳伤心脾，气不摄精；肾精亏虚，精关不固。辨证要点以辨脏腑及辨虚实为主。本病应结合脏腑，分虚实而治，实证以清泄为主，心病者兼用安神；虚证以补涩为主，属肾虚不固者，补肾固精；劳伤心脾者，益气摄精。平时应注意调摄心神，排除杂念，以持心为先，同时应节制房事，戒除手淫。

阳　　痿

一、 概述

阳痿是指青壮年男子，由于虚损、惊恐、湿热等原因，致使宗筋失养而弛纵，引起阴茎痿弱不起，临房举而不坚，或坚而不能持久的一种病证。

西医学中的男子性功能障碍和某些慢性疾病表现以阳痿为主者，可参考本节内容辨证论治。

二、 病因病机

1. 命门火衰。房劳太过，或少年误犯手淫，或早婚，以致精气亏虚，命门火衰，发为阳痿，正如《景岳全书·阳痿》所说："凡男子阳痿不起，多由命门火衰，精气虚冷。"

2. 心脾受损。胃为水谷之海，气血之源。若忧愁思虑不解，饮食不调，损伤心脾，病及阳明冲脉，以致气血两虚，宗筋失养，而成阳痿。《景岳全书·阳痿》说："凡思虑焦劳忧郁太过者，多致阳痿。盖阴阳总宗筋之会……若以忧思太过，抑损心脾，则病及阳明冲脉……气血亏而阳道斯不振矣。"

3. 恐惧伤肾。大惊卒恐，惊则气乱，恐则伤肾，恐则气下，渐至阳道不振，举而不坚，导致阳痿。《景岳全书·阳痿》说："忽有惊恐，则阳道立痿，亦其验也。"

4. 肝郁不舒。肝主筋，阴器为宗筋之汇。若情志不遂，忧思郁怒，肝失疏泄条达，不能疏通血气而畅达前阴，则宗筋所聚无能，如《杂病源流犀烛·前阴后阴病源流》说："又有失志之人，抑郁伤肝，肝木不能疏达，亦致阴痿不起。"

5. 湿热下注。过食肥甘，伤脾碍胃，生湿蕴热，湿热下注，热则宗筋弛纵，阳事不兴，可导致阳痿，经所谓壮火食气是也。《明医杂著·男子阴痿》按语中谓："阴茎属肝之经络。盖肝者木也，如木得湛露则森立，遇酷热则萎悴。"

阳痿的病因比较复杂，但以房劳太过，频繁手淫为多见。病位在肾，并与脾、胃、肝关系密切。病机主要有上述五种，并最终导致宗筋失养而弛纵，发为阳痿。五者中以命门火衰较为多见，而湿热下注较少，所以《景岳全书·阳痿》说："火衰者十居七八，而火盛者仅有之耳。"

三、 诊查要点

1. 青壮年男子性交时，由于阴茎不能有效地勃起，无法进行正常的性生活，即可诊为本病。

2. 多因房事太过，久病体虚，或青少年频繁手淫所致，常伴有神疲乏力，腰酸膝软，畏寒肢冷，或小便不畅，滴沥不尽等症。

3. 排除性器官发育不全，或药物引起的阳痿。

四、 辨证论治

（一）辨证要点

1. 辨别有火无火

无火：阳痿而兼见面色㿠白，畏寒肢冷，阴囊阴茎冷缩，或局部冷湿，精液清稀冰冷，舌淡，苔薄白，脉沉细者。

有火：阳痿而兼见烦躁易怒，口苦咽干，小便黄赤，舌质红，苔黄腻，脉濡数或弦数者。

其中以脉象和舌苔为辨证的主要依据。

2. 分清脏腑虚实

脏腑虚证：由于恣情纵欲，思虑忧郁，惊恐所伤者，多为脾肾亏虚，命门火衰；

脏腑实证：由于肝郁化火，湿热下注，而致宗筋弛纵者。

（二）治疗原则

基本原则：阳痿的治疗主要从病因病机入手，属虚者宜补，属实者宜泻，有火者宜清，无火者宜温。命门火衰者，真阳既虚，真阴多损，应温肾壮阳，滋肾填精，忌纯用刚热燥涩之剂，宜选用血肉有情温润之品；心脾受损者，补益心脾；恐惧伤肾者，益肾宁神；肝郁不舒者，疏肝解郁；湿热下注者，苦寒坚阴，清热利湿，即《素问·脏气法时论篇》所谓"肾欲坚，急食苦以坚之"的原则。

注意事项：

1. 提高身体素质。身体虚弱，过度疲劳，睡眠不足，紧张持久的脑力劳动，都是发病因素，应当积极从事体育锻炼，增强体质，并且注意休息，防止过劳，调整中枢神经系统的功能失衡。

2. 消除心理因素。要对性知识有充分的了解，充分认识精神因素对性功能的影响。要正确对待"性欲"，不能看作是见不得人的事而厌恶和恐惧；不能因为一两次性交失败而沮丧担忧，缺乏信心；夫妻双方要增加感情交流，消除不和谐因素，默契配合，女方应关怀、爱抚、鼓励丈夫，尽量避免不满情绪流露，避免给丈夫造成精神压力；性交时思想要集中，特别是在达到性快感高峰，即将射精时，更要思想集中。

3. 节房事。 长期房事过度，沉浸于色情，自慰用力过度导致精神疲乏，是导致阳痿的原因之一。实践证明，夫妻分床，停止性生活一段时间，避免各种类型的性刺激，让中枢神经和性器官得到充分休息，是防治阳痿的有效措施。

（三）证治分类

1. 命门火衰

症状：阳痿不举，命门少火的温养是性功能正常的必备条件，命门火衰，宗筋失于温煦；面色㿠白或黧黑，由于元阳亏虚，失于温养；头晕耳鸣、精神萎靡，由于元阳虚惫，无以上承精气于脑；腰膝酸软，甚则因虚而痛，由于腰为肾之外府，命火衰微，失于温养；肢冷，以下肢为甚，由于命火不足，四肢失于温煦；大便久泄不止，或完谷不化，或五更泄，由于下元亏虚，中焦失于温煦；浮肿腰以下甚，按之不起，由于元阳亏虚，水气不行，凝聚于下；舌淡胖、舌苔白、脉象沉细，均为命门火衰之征象。

证机概要：命门火衰，精气虚冷，宗筋失养。

治法：温肾壮阳，滋肾填精。

方药：右归赞育膏滋。

主治：温补肾阳，填精益髓。阳事不举，精薄清冷，阴囊阴茎冰凉冷缩，或局部冷湿，腰酸膝软，头晕耳鸣，畏寒肢冷。

处方：鹿角胶150g，菟丝子300g，淫羊藿300g，肉苁蓉300g，韭菜子150g，蛇床子100g，杜仲300g，附子150g，肉桂150g，仙茅150g，巴戟天150g，鹿茸100g，熟地300g，当归300g，枸杞子200g，山茱萸200g，山药200g，白术200g，狗肾60g，锁阳300g，阳起石200g，龟胶150g，砂仁60g，陈皮100g。

制法：以上各药熬汁去渣过滤，将汁炼至滴毛头纸上背面不洇为标准，收清膏。每清膏500g兑蜜1 000g，收膏装瓶。

用法：每次服30g，白开水冲服。

2. 心脾受损

症状：阳痿，由于心脾受损，化源不足，宗筋失养；神疲乏力，气短懒言，由于脾虚气弱；食少便溏，由于脾失健运；心悸少寐，多梦健忘，由于心血不足，血不养心；面色萎黄，由于气血亏虚，不荣于面；舌质淡、脉细弱，为心脾两虚之症。

证机概要：心脾两虚，气血乏源，宗筋失养。

治法：补益心脾。

方药：归脾膏滋。

主治：阳事不举，精神不振，夜寐不安，健忘，胃纳不佳，面色少华。

处方：党参300g，黄芪300g，白术300g，茯苓200g，炙甘草100g，枣仁300g，远志150g，桂圆肉100g，当归300g。

制法：以上各药熬汁去渣过滤，将汁炼至滴毛头纸上背面不洇为标准，收清膏。每清膏500g兑蜜1 000g，收膏装瓶。

用法：每次服30g，白开水冲服。

3. 恐惧伤肾

症状：阳痿，由于素来胆虚，多疑善虑，突遭不测，或房事时卒受惊恐，恐则气下；胆怯多疑，悸动易惊，由于胆气不足；夜多恶梦，由于大惊卒恐，惊恐伤肾；舌苔薄白、脉弦细，皆为胆虚惊恐伤肾之征象。

证机概要：惊恐伤肾，心肾不交。

治法：益肾宁神。

方药：大补元膏滋。

主治：阳痿不举，或举而不坚，胆怯多疑，心悸易惊，夜寐不安，易醒。

处方：熟地300g，山茱萸300g，杜仲300g，枸杞子200g，人参150g，当归300g，山药300g，炙甘草100g，枣仁300g，远志150g，升麻150g，柴胡150g。

制法：以上各药熬汁去渣过滤，将汁炼至滴毛头纸上背面不洇为标准，收清膏。每清膏500g兑蜜1 000g，收膏装瓶。

用法：每次服30g，白开水冲服。

4. 肝郁不舒

症状：阳痿，由于肝主宗筋，肝气抑郁；肝气郁结，情志抑郁不畅，由于肝主疏泄，疏泄不及；胸胁窜痛或胀满，由于肝为刚脏，其性躁烈，

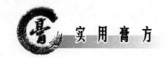 实用膏方

肝气郁结，气机紊乱；梅核气，由于气机不畅，阻于咽部；脉弦，为肝气郁结的表现。

证机概要：肝郁气滞，血行不畅，宗筋所聚无能。

治法：疏肝解郁。

方药：逍遥膏滋。

主治：肝郁血虚脾弱证。阳痿不举，情绪抑郁或烦躁易怒，胸脘不适，胁肋胀闷，食少便溏。

处方：柴胡300g，白芍300g，当归100g，白术300g，茯苓150g，甘草100g，香附150g，川楝子150g，枳壳150g，补骨脂150g，菟丝子200g，枸杞子200g。

制法：以上各药熬汁去渣过滤，将汁炼至滴毛头纸上背面不洇为标准，收清膏。每清膏500g兑蜜1 000g，收膏装瓶。

用法：每次服30g，白开水冲服。

5. 湿热下注

症状：阳痿伴见阴囊潮热，甚或臊臭坠胀、阴囊瘙痒，由于肝经循行于阴器，若湿热客于肝经，循行下注，蕴结于阴器；胸胁胀痛灼热，由于肝经布胁肋，湿热浸淫；厌食、腹胀、大便不调，由于湿热困脾；口苦泛恶，由于湿热蕴蒸；肢体困倦，由于湿热蕴蒸于四肢；小便短赤，由于湿热下注膀胱；舌质红、苔黄腻，肝经湿热之证；脉象滑数，由于湿热充斥于脉道。

证机概要：湿热下注肝经，宗筋经络失畅。

治法：清热利湿。

方药：龙胆泻肝膏滋。

主治：泻肝胆实火，清下焦湿热。阴茎痿软，阴囊湿痒臊臭，下肢酸困，小便黄赤。

处方：龙胆草150g，黄芩150g，山栀150g，柴胡150g，通草100g，车前子150g，泽泻150g，当归300g，生地300g，虎杖150g，川牛膝150g，赤芍150g。

制法：以上各药熬汁去渣过滤，将汁炼至滴毛头纸上背面不洇为标准，收清膏。每清膏500g兑蜜1 000g，收膏装瓶。

用法：每次服30g，白开水冲服。

五、 预后转归

阳痿大多数属功能性病变，经过适当的治疗调养，一般可以得到治愈，预后良好。

六、 预防调护

阳痿由房劳过度引起者，应清心寡欲，戒除手淫；因全身衰弱、营养不良或身心过劳引起者，应适当增加营养或注意劳逸结合，节制性欲；由精神因素引起者，应调节好精神情绪；由器质性病变引起者，应积极治疗原发病；由药物影响性功能而致者，应立即停用。要树立战胜疾病的信心，适当进行体育锻炼，夫妻暂时分床和相互关怀体贴，这些都有辅助治疗作用。

七、 编后语

阳痿是指青壮年男子阴茎痿弱不起，临房举而不坚，或坚而不能持久的病证。阳痿的病因虽然复杂，但以房劳太过，频犯手淫为多见。病位在肾，并与脾、胃、肝关系密切。本病主要是命门火衰、心脾受损、恐惧伤肾、肝郁不舒、湿热下注等，导致宗筋失养而弛纵所致。辨证要点主要是辨别有火、无火及分清脏腑虚实。阳痿的治疗主要从病因病机入手，属虚者宜补，属实者宜泻，有火者宜清，无火者宜温。命门火衰者，应温肾壮阳，滋肾填精，忌纯用刚热燥涩之剂，宜选用血肉有情温润之品；心脾受损者，补益心脾；恐惧伤肾者，益肾宁神；肝郁不舒者，疏肝解郁；湿热下注者，苦寒坚阴，清热利湿。节制房事，戒除手淫，调节好情志，都是重要的辅助治疗措施。

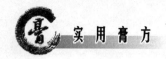

消化系统疾病

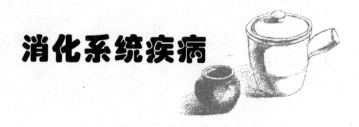

胃 脘 痛

一、概述

胃痛是由于胃气阻滞，胃络瘀阻，胃失所养，不通则痛导致的以上腹胃脘部发生疼痛为主症的一种脾胃肠病证。胃痛，又称胃脘痛。

本病在脾胃病证中最为多见，人群中发病率较高，膏方治疗效果颇佳。

二、病因病机

胃痛的病因主要为外感寒邪，饮食所伤，情志不遂，脾胃虚弱等。

1. 寒邪客胃。寒属阴邪，其性凝滞收引。胃脘上部以口与外界相通，气候寒冷，寒邪由口吸入，或脘腹受凉，寒邪直中，内客于胃，或服药苦寒太过，或寒食伤中，致使寒凝气滞，胃气失和，胃气阻滞，不通则痛。正如《素问·举痛论篇》所说："寒气客于肠胃之间，膜原之下，血不得散，小络急引，故痛。"

2. 饮食伤胃。胃主受纳、腐熟水谷，其气以和降为顺，故胃痛的发生与饮食不节关系最为密切。若饮食不节，暴饮暴食，损伤脾胃，饮食停滞，致使胃气失和，胃中气机阻滞，不通则痛；或五味过极，辛辣无度，或恣食肥甘厚味，或饮酒如浆，则伤脾碍胃，蕴湿生热，阻滞气机，以致胃气阻滞，不通则痛，皆可导致胃痛。故《素问·痹论篇》曰："饮食自倍，肠胃乃伤。"《医学正传·胃脘痛》曰："初致病之由，多因纵恣口腹，喜好辛酸，恣饮热酒煎熁，复餐寒凉生冷，朝伤暮损，日积月深……故胃脘疼痛。"

3. 肝气犯胃。脾胃的受纳运化，中焦气机的升降，有赖于肝之疏泄，

《素问·宝命全形论篇》所说的"土得木而达"即是这个意思。所以病理上就会出现木旺克土，或土虚木乘之变。忧思恼怒，情志不遂，肝失疏泄，肝郁气滞，横逆犯胃，以致胃气失和，胃气阻滞，即可发为胃痛。所以《杂病源流犀烛·胃病源流》谓："胃痛，邪干胃脘病也……唯肝气相乘为尤甚，以木性暴，且正克也。"肝郁日久，又可化火生热，邪热犯胃，导致肝胃郁热而痛。

若肝失疏泄，气机不畅，血行瘀滞，又可形成血瘀，兼见瘀血胃痛。胆与肝相表里，皆属木。胆之通降，有助于脾之运化及胃之和降。《灵枢·四时气》曰："邪在胆，逆在胃。"若胆病失于疏泄，胆腑通降失常，胆气不降，逆行犯胃，致胃气失和，肝、胆、胃气机阻滞，也可发生胃痛。

4. 脾胃虚弱。脾与胃相表里，同居中焦，共奏受纳、运化水谷之功。脾气主升，胃气主降，胃之受纳腐熟，赖脾之运化升清，所以胃病常累及于脾，脾病常累及于胃。若素体不足，或劳倦过度，或饮食所伤，或过服寒凉药物，或久病脾胃受损，均可引起脾胃虚弱，中焦虚寒，致使胃失温养，发生胃痛。若是热病伤阴，或胃热火郁，灼伤胃阴，或久服香燥理气之品，耗伤胃阴，胃失濡养，也可引起胃痛。肾为先天之本，阴阳之根，脾胃之阳，全赖肾阳之温煦；脾胃之阴，全赖肾阴之滋养。若肾阳不足，火不暖土，可致脾阳虚，而成脾肾阳虚、胃失温养之胃痛；若肾阴亏虚，肾水不能上济胃阴，可致胃阴虚，而成胃肾阴虚、胃失濡养之胃痛。

此外，若气滞日久，血行瘀滞，或久痛入络，胃络受阻，或胃出血后，离经之血未除，以致瘀血内停，胃络阻滞不通，均可引起瘀血胃痛。《临证指南医案·胃脘痛》早已有关于这种病机的论述："胃痛久而屡发，必有凝痰聚瘀。"若脾阳不足，失于健运，湿邪内生，聚湿成痰成饮，蓄留胃脘，又可致痰饮胃痛。

本病病因，初则多由外邪、饮食、情志不遂所致，病因多单一，病机也单纯，常见寒邪客胃、饮食停滞、肝气犯胃、肝胃郁热、脾胃湿热等证候，表现为实证；久则常见由实转虚，如寒邪日久损伤脾阳，热邪日久耗伤胃阴，多见脾胃虚寒、胃阴不足等证候，则属虚证。因实致虚，或因虚致实，皆可形成虚实并见证，如胃热兼有阴虚，脾胃阳虚兼见内寒，以及兼夹瘀、食、气滞、痰饮等。本病的病位在胃，与肝脾关系密切，也与胆

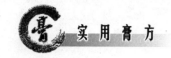

肾有关。基本病机为胃气阻滞，胃络瘀阻，胃失所养，不通则痛。

三、 诊查要点

1. 上腹胃脘部疼痛及压痛。

2. 常伴有食欲不振，胃脘痞闷胀满，恶心呕吐，吞酸嘈杂等胃气失和的症状。

3. 发病常由饮食不节，情志不遂，劳累，受寒等诱因引起。

4. 上消化道 X 线钡餐透视、纤维胃镜及病理组织学等检查，查见胃、十二指肠黏膜炎症、溃疡等病变，有助于诊断。

四、 辨证论治

(一) 辨证要点

1. 辨寒热。寒证胃痛多见胃脘冷痛，因饮冷受寒而发作或加重，得热则痛减，遇寒则痛增，伴有面色苍白，口和不渴，舌淡，苔白等症；热证胃痛多见胃脘灼热疼痛，进食辛辣燥热食物易于诱发或加重，喜冷恶热，胃脘得凉则舒，伴有口干口渴，大便干结，舌红，苔黄少津，脉数等症。

2. 辨虚实。虚证胃痛多见于久病体虚者，其胃痛隐隐，痛势徐缓而无定处，或摸之莫得其所，时作时止，痛而不胀或胀而时减，饥饿或过劳时易诱发疼痛或致疼痛加重，揉按或得食则疼痛减轻，伴有食少乏力，脉虚等症；实证胃痛多见于新病体壮者，其胃痛兼胀，表现胀痛、刺痛，痛势急剧而拒按，痛有定处，食后痛甚，伴有大便秘结，脉实等症。

3. 辨气血。初痛在气，久痛在血。胃痛且胀，以胀为主，痛无定处，时痛时止，常由情志不舒引起，伴胸脘痞满，喜叹息，得嗳气或矢气则痛减者，多属气分；胃痛久延不愈，其痛如刺如锥，持续不解，痛有定处，痛而拒按，伴食后痛增，舌质紫暗，舌下脉络紫暗迂曲者，多属血分。

(二) 治疗原则

胃痛的治疗，以理气和胃止痛为基本原则。旨在疏通气机，恢复胃腑和顺通降之性，通则不痛，从而达到止痛的目的。胃痛属实者，治以祛邪为主，根据寒凝、食停、气滞、郁热、血瘀、湿热之不同，分别用温胃散寒、消食导滞、疏肝理气、泄热和胃、活血化瘀、清热化湿诸法；属虚者，治以扶正为主，根据虚寒、阴虚之异，分别用温中益气、养阴益胃之法。虚实并见者，则扶正祛邪之法兼而用之。

（三）证治分类

1. 寒邪客胃证

症状：胃痛暴作，恶寒喜暖，得温痛减，遇寒加重，口淡不渴，或喜热饮。发病前多有受凉或进食生冷饮食。舌淡红，苔白而润。脉弦紧有力。

证机概要：寒凝气滞，胃气失和，胃气阻滞，不通则痛。

治法：温胃散寒，理气止痛。

方药：良附膏。

主治：胃脘作痛，遇寒加重，得温痛减，舌淡红，苔白而润。脉弦紧。

处方：高良姜150g，香附150g，炙甘草75g，生姜45g，陈皮45g，砂仁45g，茯苓75g。

制法：以上各药熬汁去渣过滤，收清膏。每清膏500g兑蜜1 000g，收膏装瓶。

用法：每次服20g，白开水冲服。

2. 饮食停滞证

症状：胃脘疼痛，腹满拒按，嗳腐吞酸，或大便不爽，苔厚腻，脉滑。

证机概要：胃气失和，胃中气机阻滞，不通则痛。

治法：消食导滞。

方药：保和膏。

主治：胃脘疼痛，腹满拒按，嗳腐吞酸，或呕吐不消化食物，吐后痛减，或大便不爽，

处方：山楂240g，神曲90g，姜半夏135g，茯苓135g，陈皮45g，连翘45g，莱菔子45g，枳实135g，砂仁45g，元胡135g，炒白术135g，鸡内金135g。

制法及用法：将上药用水煎熟成汁滤渣，用冰糖适量熬成糊状收膏，一日二次，每次9g。

3. 肝气犯胃证

症状：胃脘胀闷；攻撑作痛，连及两胁，嗳气频繁，大便不爽，每因情志而痛作，苔多薄白，脉弦。

证机概要：肝失疏泄，肝郁气滞，横逆犯胃，以致胃气失和，胃气阻滞，即可发为胃痛。

治法：疏肝和胃，理气止痛。

主治：胃脘胀闷作痛，连及两胁，逢情志不舒而加剧，舌暗淡，苔薄白，脉弦。

处方：柴胡 200g，陈皮 200g，枳实 200g，厚朴 100g，青皮 200g，木香 200g，沉香 150g，代代花 50g，郁金 200g，砂仁 30g，佛手 150g，白芍 200g，川楝子 200g，元胡 200g，焦山楂 200g，炙甘草 50g，香附 100g。

制法：将上药用水煎熟成汁滤渣，用冰糖适量熬成糊状收膏。

用法：每服 10g，开水冲服。

4. 脾胃虚寒证

症状：胃痛隐隐，喜温喜按，空腹痛重，得食痛减，纳差神疲，大便溏薄，舌淡苔白，脉虚弱或迟缓。

证机概要：脾胃虚弱，中焦虚寒，致使胃失温养，发生胃痛。

治法：温中健脾，养血止痛。

主治：胃痛隐隐，绵绵不休，冷痛不适，喜温喜按。

处方：黄芪 200g，肉桂 200g，白芍 150g，干姜 100g，陈皮 100g，制半夏 100g，茯苓 150g，党参 200g，砂仁 45g，川楝子 200g，元胡 200g，葛根 150g，木香 45g，炒白术 200g，大枣 200g，扁豆 100g，山药 150g，薏苡仁 100g，莲子肉 100g。

制法：将上药用水煎熟成汁滤渣，用阿胶 100g 烊化，加冰糖适量熬成糊状收膏。

用法：每服 20g，开水冲服。

5. 胃阴亏虚证

症状：胃脘隐隐灼痛，似饥而不欲食，口燥咽干，口渴思饮，消瘦乏力，大便干结，舌红少津或光剥无苔，脉细数。

证机概要：胃阴耗伤，胃失濡养。

治法：养阴益胃，和中止痛。

处方：沙参200g，生地300g，白芍150g，玉竹100g，石斛150g，鸡内金200g，茯苓150g，玄参200g，砂仁45g，川楝子200g，元胡200g，炙甘草150g，当归200g，炒白术200g，大枣200g，扁豆100g，麦冬150g，枳实150g，厚朴150g。

制法：将上药用水煎熟成汁滤渣，用阿胶100g烊化，加冰糖适量熬成糊状收膏。

用法：每服20g，开水冲服。

五、 预后转归

病之初多属实证，表现为寒凝、食积、气滞之候；病情发展，寒邪郁久化热，或食积日久，蕴生湿热，或气郁日久化火，气滞而致血瘀，可出现寒热互结等复杂证候；且日久耗伤正气，则可由实转虚，而转为阳虚、阴虚，或转为虚劳之证。某些病例尚可因气滞血瘀，瘀久生痰，痰瘀互结，内生积块；或因血热妄行，久瘀伤络；或脾不统血，引起吐血、便血等，皆属胃痛的常见转归。胃痛预后一般较好，实证治疗较易，邪气去则胃气安；虚实并见者则治疗难度较大，且经常反复发作。若影响进食，化源不足，则正气日衰，形体消瘦。而治疗虚损之证，正是膏方所长。

六、 预防调护

对胃脘痛患者，要重视生活调摄，尤其是饮食与精神方面的调摄。饮食以少食多餐、营养丰富、清淡易消化为原则，不宜饮酒及过食生冷、辛辣食物，切忌粗硬饮食，暴饮暴食，或饥饱无常；应保持精神愉快，避免忧思恼怒及情绪紧张；注意劳逸结合，避免劳累，病情较重时，需适当休息，这样可减轻胃脘痛和减少胃痛发作，进而达到预防胃脘痛的目的。

七、 编后语

胃脘痛以上腹胃脘部疼痛为主要临床特征。需与痞满、心痛、胁痛等相鉴别。本病常由外感寒邪，饮食伤胃，情志不遂，脾胃虚弱，以及气滞、瘀血、痰饮等病因所致，可一种病因单独致病，也可多种病因共同致病。病变部位主要在胃，与肝脾关系密切，与胆肾也有关。基本病机为胃气阻滞，胃络瘀阻，胃失所养，不通则痛。本病之初病机较单纯，多为寒邪客胃、饮食停滞、肝气犯胃、肝胃郁热、脾胃湿热等，属实证；久则常由实转虚，而见脾胃虚寒、胃阴不足等，属虚证。也有起病即见脾胃虚寒者，也属虚证。病久因实致虚，或因虚致实，以及多种因素相互影响，可以形成寒热虚实并见的复杂证候。辨证方面以辨寒、热、虚、实，以及在气、在血为要点，治法上常以理气、和胃、止痛为基本原则。应遵叶天士"远刚用柔"和"忌刚用柔"之说，理气不可损伤胃阴。本病预后一般较好，转归主要有胃脘积块和便血、吐血等。对胃脘痛患者，要特别强调饮食和精神方面的调摄，这是治疗及预防不可或缺的措施。

痞　满

一、概述

痞满是由表邪内陷，饮食不节，痰湿阻滞，情志失调，脾胃虚弱等导致脾胃功能失调，升降失司，胃气壅塞而成的以胸脘痞塞满闷不舒，按之柔软，压之不痛，视之无胀大之形为主要临床特征的一种脾胃病证。本证按部位可划分为胸痞、心下痞等，心下即胃脘部，故心下痞又可称为胃痞。本节主要讨论胃痞。

二、病因病机

脾胃同居中焦，脾主升清，胃主降浊，共司水谷的纳运和吸收，清升浊降，纳运如常，则胃气调畅。若因表邪内陷入里，饮食不节，痰湿阻滞，情志失调，或脾胃虚弱等各种原因导致脾胃损伤，升降失司，胃气壅塞，即可发生痞满。

三、诊查要点

1. 以胃脘痞塞，满闷不舒为主要临床表现，其痞按之柔软，压之不痛，视之无胀大之形。

2. 常伴有胸膈满闷，饮食减少，得食则胀，嗳气则舒等症。

3. 发病和加重常与饮食、情志、起居、冷暖失调等诱因有关。

4. 多为慢性起病，时轻时重，反复发作，缠绵难愈。

5. 纤维胃镜检查、上消化道 X 线检查、胃液分析等的异常，有助于本病的诊断。

四、辨证论治

（一）辨证要点

辨寒热虚实：痞满绵绵，得热则舒，遇寒则甚，口淡不渴，苔白，脉沉者，多为寒；痞满势急，胃脘灼热，得凉则舒，口苦便秘，口渴喜冷饮，苔黄，脉数者，多为热；痞满时减复如故，喜揉喜按，不能食或食少不化，大便溏薄，久病体虚者，多属虚；痞满持续不减，按之满甚或硬，能食便秘，新病邪滞者，多属实。痞满寒热虚实的辨证，还应与胃痛互参。

（二）治疗原则

胃痞的基本病机是脾胃功能失调，升降失司，胃气壅塞。因此，其治疗原则是调理脾胃，理气消痞。实者分别施以泻热、消食、化痰、理气，虚者则重在补益脾胃。对于虚实并见之候，治疗宜攻补兼施，补消并用。治疗中应注意理气不可过用香燥，以免耗津伤液，对于虚证，尤当慎重。

（三）证治分类

1. 实痞

（1）邪热内陷

症状：胃脘痞满，灼热急迫，按之满甚，心中烦热，咽干口燥，渴喜饮冷，身热汗出，大便干结，小便短赤，舌红苔黄，脉滑数。

治法：泻热消痞，理气开结。

主治：胃脘痞满，按之满甚，心中烦热，大便干结。

处方：熟军240g，黄连120g，金银花200g，蒲公英200g，枳实200g，厚朴200g，木香120g，全瓜蒌200g，郁金200g，香附150g，川楝子150g，炒白术200g，鸡内金200g，连翘200g，花粉120g。

制法：上药熬汁去渣过滤，将汁收清膏。每500g清膏，兑蜜1000g，收膏装瓶。

用法：每次服20g，开水冲服。若泻下力强，可酌减药量。

（2）饮食停滞

症状：胃脘痞满，按之尤甚，嗳腐吞酸，恶心呕吐，厌食，大便不调，苔厚腻，脉弦滑。

治法：消食导滞，行气消痞。

处方：山楂 180g，神曲 120g，姜半夏 135g，茯苓 135g，陈皮 45g，瓦楞子 90g，厚朴 135g，枳实 135g，砂仁 45g，炒白术 135g，鸡内金 200g，连翘 135g。

制法及用法：将上药用水煎熟成汁滤渣，用冰糖适量熬成糊状收膏，一日二次，每次 10g。

（3）痰湿内阻

症状：脘腹痞满，闷塞不舒，胸膈满闷，头重如裹，身重肢倦，恶心呕吐，不思饮食，口淡不渴，小便不利，舌体胖大，边有齿痕，苔白厚腻，脉沉滑。

治法：燥湿化痰，理气宽中。

处方：姜半夏 135g，茯苓 135g，陈皮 135g，炒白术 135g，连翘 90g，厚朴 135g，枳实 135g，苍术 135g，炙甘草 100g，前胡 120g，桔梗 45g，瓜蒌 120g，砂仁 45g，鸡内金 135g，连翘 135g，炒谷芽 135g，炒麦芽 135g，神曲 120g，黄芩 90g，柴胡 90g，香附 120g。

制法：上药熬汁去渣过滤，将汁收清膏。每 500g 清膏，兑蜜 1 000g，收膏装瓶。

用法：每次服 20g，开水冲服。若泻下力强，可酌减药量。

（4）肝郁气滞

症状：胃脘痞满闷塞，脘腹不舒，胸膈胀满，心烦易怒，喜太息，恶心嗳气，大便不爽，常因情志因素而加重，苔薄白，脉弦。

治法：疏肝解郁，理气消痞。

处方：香附 135g，茯苓 135g，川芎 45g，炒白术 135g，连翘 90g，厚朴 135g，枳实 135g，苍术 135g，炙甘草 100g，前胡 120g，桔梗 45g，瓜蒌 120g，砂仁 45g，鸡内金 135g，生黄芪 120g，枳壳 120g，川楝子 125g，神曲 120g，黄芩 120g，柴胡 120g，姜半夏 120g，陈皮 45g，党参 120g，生黄芪 120g。

制法及用法：将上药用水煎熟成汁滤渣，用冰糖适量熬成糊状收膏，一日二次，每次 10g。

2. 虚痞——脾胃虚弱

症状：胃脘痞闷，胀满时减，喜温喜按，食少不饥，身倦乏力，少气

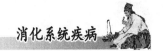

懒言，大便溏薄，舌质淡，苔薄白，脉沉弱或虚大无力。

治法：健脾益气，升清降浊。

处方：党参 150g，炒白术 135g，炙甘草 120g，柴胡 135g，升麻 120g，当归 120g，陈皮 60g，砂仁 45g，枳实 135g，木香 120g，茯苓 135g，鸡内金 135g，姜半夏 135g，肉桂 60g，生姜 90g，黄芪 135g，连翘 90g，炒谷芽 120g，炒麦芽 120g，神曲 120g。

制法：上药熬汁去渣过滤，将汁收清膏。每 500g 清膏，兑蜜 1 000g，收膏装瓶。

用法：每次服 20g，开水冲服。

五、预后转归

胃痞一般预后良好，只要保持心情舒畅，饮食有节，并坚持治疗，多能治愈。但胃痞多为慢性过程，常反复发作，经久不愈，所以贵在坚持治疗。

六、预防调护

对胃痞患者，要重视生活调摄，尤其是饮食与精神方面的调摄。饮食以少食多餐，营养丰富，清淡易消化为原则，不宜饮酒及过食生冷、辛辣食物，切忌粗硬饮食，暴饮暴食，或饥饱无常；应保持精神愉快，避免忧思恼怒及情绪紧张；注意劳逸结合，避免劳累，病情较重时，需适当休息。

七、编后语

胃痞的治疗，多缓缓建功，制膏时注意：黄连、栀子类药，味苦而口感不佳，非必需则不用。胃痞患者，多见吞吐酸水，膏方中常用的糖、蜜之属有可能使反酸加重，选用时应加注意。

泄　泻

一、概述

泄泻是以大便次数增多，粪质稀薄，甚至泻出水样便为临床特征的一

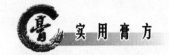

种脾胃肠病证。泄与泻在病情上有一定区别,粪出少而势缓,若漏泄之状者为泄;粪大出而势直无阻,若倾泻之状者为泻,然近代多泄、泻并称,统称为泄泻。

二、病因病机

致泻的病因是多方面的,主要有感受外邪,饮食所伤,情志失调,脾胃虚弱,命门火衰等等。这些病因导致脾虚湿盛,脾失健运,大小肠传化失常,升降失调,清浊不分,而成泄泻。

1. 感受外邪。 引起泄泻的外邪以暑、湿、寒、热较为常见,其中又以感受湿邪致泄者最多。脾喜燥而恶湿,外来湿邪最易困阻脾土,以致升降失调,清浊不分,水谷杂下而发生泄泻,故有"湿多成五泄"之说。寒邪和暑热之邪,虽然除了侵袭皮毛肺卫之外,亦能直接损伤脾胃肠道,使其功能障碍,但若引起泄泻,必夹湿邪才能为患,即所谓"无湿不成泄",故《杂病源流犀烛·泄泻源流》说:"湿盛则飧泄,乃独由于湿耳。不知风寒热虚,虽皆能为病,苟脾强无湿,四者均不得而干之,何自成泄?是泄虽有风寒热虚之不同,要未有不源于湿者也。"

2. 饮食所伤。 或饮食过量,停滞肠胃;或恣食肥甘,湿热内生;或过食生冷,寒邪伤中;或误食腐馊不洁,食伤脾胃肠,化生食滞、寒湿、湿热之邪,致运化失职,升降失调,清浊不分,而发生泄泻。正如《景岳全书·泄泻》所说:"若饮食失节,起居不时,以致脾胃受伤,则水反为湿,谷反为滞,精华之气不能输化,乃致合污下降而泻痢作矣。"

3. 情志失调。 烦恼郁怒,肝气不舒,横逆克脾,脾失健运,升降失调;或忧郁思虑,脾气不运,土虚木乘,升降失职;或素体脾虚,逢怒进食,更伤脾土,引起脾失健运,升降失调,清浊不分,而成泄泻。故《景岳全书·泄泻》曰:"凡遇怒气便作泄泻者,必先以怒时夹食,致伤脾胃,故但有所犯,即随触而发,此肝脾二脏之病也。盖以肝木克土,脾气受伤而然。"

4. 脾胃虚弱。 长期饮食不节,饥饱失调,或劳倦内伤,或久病体虚,或素体脾胃肠虚弱,使胃肠功能减退,不能受纳水谷,也不能运化精微,反聚水成湿,积谷为滞,致脾胃升降失司,清浊不分,混杂而下,遂成泄泻。如《景岳全书·泄泻》曰:"泄泻之本,无不由于脾胃。"

5. 命门火衰。命门之火，助脾胃之运化以腐熟水谷。若年老体弱，肾气不足；或久病之后，肾阳受损；或房事无度，命门火衰，致脾失温煦，运化失职，水谷不化，升降失调，清浊不分，而成泄泻。且肾为胃之关，主司二便，若肾气不足，关门不利，则可发生大便滑泄、洞泄。如《景岳全书·泄泻》曰："肾为胃关，开窍于二阴，所以二便之开闭，皆肾脏之所主，今肾中阳气不足，则命门火衰，而阴寒独盛，故于子丑五更之后，当阳气未复，阴气盛极之时，即令人洞泄不止也。"

泄泻的病因有外感、内伤之分，外感之中湿邪最为重要，脾恶湿，外来湿邪最易困阻脾土，致脾失健运，升降失调，水谷不化，清浊不分，混杂而下，形成泄泻，其他诸多外邪只有与湿邪相兼，方能致泻。内伤当中脾虚最为关键，泄泻的病位在脾胃肠，大小肠的分清别浊和传导变化功能可以用脾胃的运化和升清降浊功能来概括，脾胃为泄泻之本，脾主运化水湿，脾胃当中又以脾为主，脾病脾虚，健运失职，清气不升，清浊不分，自可成泻，其他诸如寒、热、湿、食等内、外之邪，以及肝肾等脏腑所致的泄泻，都只有在伤脾的基础上，导致脾失健运时才能引起泄泻。同时，在发病和病变过程中外邪与内伤，外湿与内湿之间常相互影响，外湿最易伤脾，脾虚又易生湿，互为因果。本病的基本病机是脾虚湿盛致使脾失健运，大小肠传化失常，升降失调，清浊不分。脾虚湿盛是导致本病发生的关键因素。

三、 诊查要点

泄泻以大便清稀为临床特征，或大便次数增多，粪质清稀；或便次不多，但粪质清稀，甚至如水状；或大便清薄，完谷不化，便中无脓血。泄泻之量或多或少，泄泻之势或缓或急。

1. 具有大便次数增多，粪质稀薄，甚至泻出如水样的临床特征。其中以粪质清稀为必备条件。

2. 常兼有脘腹不适，腹胀、腹痛、肠鸣，食少纳呆，小便不利等症状。

3. 起病或缓或急，常有反复发作史。常因外感寒热湿邪，内伤饮食情志，劳倦，脏腑功能失调等诱发或加重。

4. 大便常规、大便细菌培养、结肠 X 线及内窥镜等检查有助于诊断

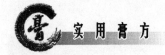

和鉴别诊断。

5.需除外其他病证中出现的泄泻症状。

四、辨证论治

(一)辨证要点

1.辨寒热虚实。粪质清稀如水,或稀薄清冷,完谷不化,腹中冷痛,肠鸣,畏寒喜温,常因饮食生冷而诱发者,多属寒证;粪便黄褐,臭味较重,泻下急迫,肛门灼热,常因进食辛辣燥热食物而诱发者,多属热证;病程较长,腹痛不甚且喜按,小便利,口不渴,稍进油腻或饮食稍多即泻者,多属虚证;起病急,病程短,脘腹胀满,腹痛拒按,泻后痛减,泻下物臭秽者,多属实证。

2.辨泻下物。大便清稀,或如水样,泻物腥秽者,多属寒湿之证;大便稀溏,其色黄褐,泻物臭秽者,多系湿热之证;大便溏垢,完谷不化,臭如败卵,多为伤食之证。

3.辨轻重缓急。泄泻而饮食如常为轻证;泄泻而不能食,消瘦,或暴泻无度,或久泄滑脱不禁为重证;急性起病,病程短为急性泄泻;病程长,病势缓为慢性泄泻。

4.辨脾、肝、肾。稍有饮食不慎或劳倦过度泄泻即作或复发,食后脘闷不舒,面色萎黄,倦怠乏力,多属病在脾;泄泻反复不愈,每因情志因素使泄泻发作或加重,腹痛肠鸣即泻,泻后痛减,矢气频作,胸胁胀闷者,多属病在肝;五更泄泻,完谷不化,小腹冷痛,腰酸肢冷者,多属病在肾。

(二)治疗原则

根据泄泻脾虚湿盛,脾失健运的病机特点,治疗应以运脾祛湿为原则。急性泄泻一般不用膏方治疗。在此不予讨论,本节内容是讨论慢性泄泻用膏方的治疗方法。慢性泄泻以脾虚为主,当予运脾补虚,辅以祛湿,并根据不同证候,分别施以益气健脾升提、温肾健脾、抑肝扶脾之法,久泻不止者,尚宜固涩。同时还应注意急性泄泻不可骤用补涩,以免闭留邪气;慢性泄泻不可分利太过,以防耗其津气;清热不可过用苦寒,以免损伤脾阳;补虚不可纯用甘温,以免助湿。若病情处于寒热虚实兼夹或互相转化时,当随证而施治。

（三）证治分类

1. 脾虚泄泻证

症状：因稍进油腻食物或饮食稍多，大便次数即明显增多而发生泄泻，伴有不消化食物，大便时泻时溏，迁延反复，饮食减少，食后脘闷不舒，面色萎黄，神疲倦怠，舌淡苔白，脉细弱。

证机概要：脾胃虚弱，不能运化，升降失司，遂成泄泻。

治法：健脾益气，和胃渗湿。

处方：党参300g，炒白术200g，茯苓200g，炙甘草200g，砂仁60g，陈皮120g，桔梗120g，扁豆200g，山药200g，莲子肉200g，薏苡仁200g，肉桂200g，黄芪200g，神曲100g，山楂200g，炒谷芽150g，炒麦芽150g，葛根200g，大枣150g，升麻200g，柴胡200g。

制法：以上各药熬汁去渣过滤，将汁炼至滴毛头纸上背面不洇为标准，收清膏。每清膏500g兑蜜1 000g，收膏装瓶。

用法：一日二次，每次服30g，白开水冲服。

2. 肾虚泄泻

症状：黎明之前脐腹作痛，肠鸣即泻，泻下完谷，泻后即安，小腹冷痛，形寒肢冷，腰膝酸软，舌淡苔白，脉细弱。

证机概要：命门火衰，脾失温煦，运化失职，而成泄泻。

治法：温补脾肾，固涩止泻。

主治：黎明作泻，脐腹作痛，肠鸣即泻，泻下完谷，小腹冷痛，形寒肢冷。

处方：补骨脂200g，吴茱萸90g，五味子150g，炮姜120g，山药200g，肉桂200g，炒白术200g，茯苓200g，鸡内金200g，炙甘草90g，大枣150g，黄芪150g，党参150g，诃子120g，炒谷芽150g，炒麦芽150g，砂仁45g。

制法：以上各药熬汁去渣过滤，将汁炼至滴毛头纸上背面不洇为标准，收清膏。每清膏500g兑蜜1 000g，收膏装瓶。

用法：一日二次，每次15g。开水冲服。

3. 肝郁泄泻

症状：每逢抑郁恼怒，或情绪紧张之时，即发生腹痛泄泻，腹中雷鸣，攻窜作痛，腹痛即泻，泻后痛减，矢气频作，胸胁胀闷，嗳气食少，

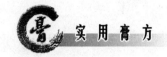

舌淡，脉弦。

证机概要：肝气不舒，横逆克脾，脾失健运，而成泄泻。

治法：抑肝扶脾，调中止泻。

主治：每因情志不遂而作泄泻，伴腹中雷鸣，攻窜作痛，腹痛即泻，泻后痛减。

处方：白芍 300g，炒白术 200g，陈皮 120g，防风 200g，柴胡 200g，枳壳 200g，香附 200g，黄芪 300g，党参 200g，扁豆 200g，乌梅 150g，生阿胶 120g，炙甘草 120g。

制法：药熬汁去渣过滤，将汁熬沸，收清膏。每清膏 500g 兑蜜 1 500g，收膏装服。

用法：一日二次，每服 30g。开水冲服。

五、 预后转归

慢性泄泻一般经正确治疗，亦能获愈；部分病例反复发作，可由脾虚而致中气下陷；脾虚可以及肾，或脾肾相互影响，以致脾肾同病，则病情趋向加重；若久泻者，突见泄泻无度，水浆不入，呼吸微弱，形体消瘦，身寒肢冷，脉微细欲绝，是脾气下陷、肾失固摄、阴阳离绝之危候，预后多不良。

六、 预防调护

平时要养成良好的卫生习惯，不饮生水，忌食腐馊变质饮食，少食生冷瓜果；居处冷暖适宜；并可结合食疗健脾益胃。

七、 编后语

泄泻是以大便次数增多，粪质稀薄，甚至泻出如水样为临床特征的一种脾胃肠病证。病因有感受外邪，饮食所伤，情志失调，脾胃虚弱，命门火衰等等。这些病因导致脾虚湿盛，脾失健运，大小肠传化失常，升降失调，清浊不分，而成泄泻。病位在脾胃肠。辨证要点以辨寒热虚实、泻下物和缓急为主。治疗应以运脾祛湿为原则。急性泄泻重用祛湿，辅以健脾，再依寒湿、湿热的不同，分别采用温化寒湿与清化湿热之法。慢性泄泻以脾虚为主，当予运脾补虚，辅以祛湿，并根据不同证候，分别施以益气健脾升提、温肾健脾、抑肝扶脾之法，久泻不止者，尚宜固涩。同时还应注意急性泄泻不可骤用补涩，以免闭留邪气；慢性泄泻不可分利太过，以防耗其津气；清热不可过用苦寒，以免损伤脾阳；补虚不可纯用甘温，以免助湿。

便　　秘

一、概述

便秘是指由于大肠传导功能失常导致的，以大便排出困难、排便时间或排便间隔时间延长为临床特征的一种大肠病证。

便秘既是一种独立的病证，也是一个在多种急慢性疾病过程中经常出现的症状，本节仅讨论前者。

二、病因病机

便秘的病因是多方面的，其中主要的有外感寒热之邪，内伤饮食情志，病后体虚，阴阳气血不足等。本病病位在大肠，并与脾胃肺肝肾密切相关。脾虚传送无力，糟粕内停，致大肠传导功能失常，而成便秘；胃与肠相连，胃热炽盛，下传大肠，燔灼津液，大肠热盛，燥屎内结，可成便秘；肺与大肠相表里，肺之燥热下移大肠，则大肠传导功能失常，而成便秘；肝主疏泄气机，若肝气郁滞，则气滞不行，腑气不能畅通；肾主五液而司二便，若肾阴不足，则肠道失润，若肾阳不足则大肠失于温煦而传送无力，大便不通，均可导致便秘。其病因病机归纳起来，大致可分如下几个方面：

1. 肠胃积热。素体阳盛，或热病之后，余热留恋，或肺热、肺燥，下移大肠，或过食醇酒厚味，或过食辛辣，或过服热药，均可致肠胃积热，耗伤津液，肠道干涩失润，粪质干燥，难于排出，形成所谓"热秘"。如《景岳全书·秘结》曰："阳结证，必因邪火有余，以致津液干燥。"

2. 气机郁滞。忧愁思虑，脾伤气结；或抑郁恼怒，肝郁气滞；或久坐少动，气机不利，均可导致腑气郁滞，通降失常，传导失职，糟粕内停，不得下行，或欲便不出，或出而不畅，或大便干结而成气秘。如《金匮翼·便秘》曰："气秘者，气内滞而物不行也。"

3. 阴寒积滞。恣食生冷，凝滞胃肠；或外感寒邪，直中肠胃；或过服寒凉，阴寒内结，均可导致阴寒内盛，凝滞胃肠，传导失常，糟粕不行，而成冷秘。如《金匮翼·便秘》曰："冷秘者，寒冷之气，横于肠胃，凝阴固结，阳气不行，津液不通。"

4. 气虚阳衰。饮食劳倦，脾胃受损；或素体虚弱，阳气不足；或年老体弱，气虚阳衰；或久病产后，正气未复；或过食生冷，损伤阳气；或苦寒攻伐，伤阳耗气，均可导致气虚阳衰，气虚则大肠传导无力，阳虚则肠道失于温煦，阴寒内结，便下无力，使排便时间延长，形成便秘。如《景岳全书·秘结》曰："凡下焦阳虚，则阳气不行，阳气不行则不能传送，而阴凝于下，此阳虚而阴结也。"

5. 阴亏血少。素体阴虚，津亏血少；或病后产后，阴血虚少；或失血夺汗，伤津亡血；或年高体弱，阴血亏虚；或过食辛香燥热，损耗阴血，均可导致阴亏血少。血虚则大肠不荣，阴亏则大肠干涩，肠道失润，大便干结，便下困难，而成便秘。如《医宗必读·大便不通》说："更有老年津液干枯，妇人产后亡血，及发汗利小便，病后血气未复，皆能秘结。"

上述各种病因病机之间常常相兼为病，或互相转化，如肠胃积热与气机郁滞可以并见，阴寒积滞与阳气虚衰可以相兼；气机郁滞日久化热，可导致热结；热结日久，耗伤阴津，又可转化成阴虚等等。然而，便秘总以虚实为纲，冷秘、热秘、气秘属实，阴阳气血不足所致的虚秘则属虚。虚实之间可以转化，可由虚转实，可因虚致实，而虚实并见。归纳起来，形成便秘的基本病机是邪滞大肠，腑气闭塞不通或肠失温润，推动无力，导致大肠传导功能失常。

三、 诊查要点

1. 大便排出困难，排便时间或/及排便间隔时间延长，粪质多干硬。起病缓慢，多属慢性病变过程。

2. 常伴有腹胀腹痛，头晕头胀，嗳气食少，心烦失眠，肛裂、出血、痔疮，以及汗出，气短乏力，心悸头晕等症状。

3. 发病常与外感寒热，内伤饮食情志，脏腑失调，坐卧少动，年老体弱等因素有关。

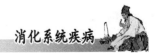

4. 纤维结肠镜等有关检查，常有助于便秘的诊断和鉴别诊断。

四、 辨证论治

（一）辨证要点

辨寒热虚实。粪质干结，排出艰难，舌淡，苔白滑，多属寒；粪质干燥坚硬，便下困难，肛门灼热，舌苔黄燥或垢腻，则属热；年高体弱，久病新产，粪质不干，欲便不出，便下无力，心悸气短，腰膝酸软，四肢不温，舌淡苔白，或大便干结，潮热盗汗，舌红无苔，脉细数，多属虚；年轻气盛，腹胀腹痛，嗳气频作，面赤口臭，舌苔厚，多属实。

（二）治疗原则

根据便秘实证邪滞大肠，腑气闭塞不通；虚证肠失温润，推动无力，导致大肠传导功能失常的基本病机，其治疗当分虚实而治，原则是实证以祛邪为主，据热、冷、气秘之不同，分别施以泻热、温散、理气之法，辅以导滞之品，标本兼治，邪去便通；虚证以养正为先，依阴阳气血亏虚的不同，主用滋阴养血、益气温阳之法，酌用甘温润肠之药，标本兼治，正盛便通。六腑以通为用，大便干结，解便困难，膏方治疗也可用下法，但应在辨证论治基础上以润下为基础，以缓下为宜，以大便软为度，强调中病即止，不必尽剂。

（三）证治分类

1. 实秘

（1）肠胃积热证

症状：大便干结，腹胀腹痛，面红身热，口干口臭，心烦不安，小便短赤，舌红，苔黄燥，脉滑数。

证机概要：肠胃积热，耗伤津液，肠道干涩失润，粪质干燥，难于排出。

治法：泻热导滞，润肠通便。

主治：大便干结，腹胀腹痛，面红身热，口干口臭，心烦不安。

处方：火麻仁 200g，酒大黄 200g，枳实 100g，厚朴 100g，杏仁 100g，芍药 100g，生地 150g，玄参 150g，麦冬 150g，槐花 60g，桃仁 100g。

制法：以上各药熬汁去渣过滤，将汁炼至滴毛头纸上背面不洇为标

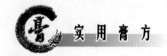

准，收清膏。每清膏 500g 兑白蜜 1 000g，收膏装瓶。

用法：每次服 30g，白开水冲服。

注意：体虚、年老者不宜常服。孕妇慎用。

（2）气机郁滞证

症状：大便干结；或不甚干结，欲便不得出；或便而不畅，肠鸣矢气。腹中胀痛，胸胁满闷，嗳气频作，饮食减少，舌苔薄腻，脉弦。

证机概要：肝郁气滞；或久坐少动，气机不利，导致腑气郁滞，通降失常，传导失职，糟粕内停。

治法：顺气导滞。

主治：大便干结，欲便不得出，或便而不畅，肠鸣矢气，腹中胀痛，胸胁满闷，

处方：木香 135g，乌药 180g，厚朴 150g，香附 120g，熟大黄 90g，槟榔 135g，枳实 150g，柴胡 120g，莱菔子 120g，炙杷叶 120g，黄芩 120g，白芍 90g，桃仁 150g。

制法：以上各药熬汁去渣过滤，将汁炼至滴毛头纸上背面不洇为标准，收清膏。每清膏 500g 兑白蜜 1 000g，收膏装瓶。

用法：每次服 30g，白开水冲服。

（3）阴寒积滞证

症状：大便艰涩，腹痛拘急，胀满拒按，胁下偏痛，手足不温，呃逆呕吐，舌苔白腻，脉弦紧。

证机概要：阴寒内盛，凝滞胃肠，传导失常，糟粕不行，而成冷秘。

治法：温里散寒，通便导滞。

主治：大便艰涩，腹痛拘急，胀满拒按，手足不温，舌苔白腻，脉弦紧。

处方：制附片 150g（先煎），熟大黄 90g，细辛 45g，厚朴 150g，木香 90g，枳实 150g，干姜 150g，熟地黄 300g。

制法：药熬汁去渣过滤，将汁熬沸，收清膏。每清膏 500g 兑蜜 1 500g，收膏装瓶。

用法：每服 20g，开水冲服。

注意：不宜常服。

2. 虚秘

（1）气虚便秘证

症状：粪质不干硬，也有便意，但临厕排便困难，需努挣方出，挣得汗出短气，便后乏力，体质虚弱，面白神疲，肢倦懒言，舌淡苔白，脉弱。

证机概要：气虚使大肠传导无力，致排便时间延长，形成便秘。

治法：补气润肠，健脾升阳。

处方：黄芪225g，火麻仁200g，陈皮90g，白术100g，枸杞子100g，当归150g，生地150g，党参180g，麦冬150g，鸡内金100g，柴胡100g，山药150g，炙甘草100g，五味子100g，生麻100g。

制法：以上各药熬汁去渣过滤，收清膏。每清膏500g兑白蜜1 000g，收膏装瓶。

用法：每次服30g，白开水冲服。

（2）血虚便秘证

症状：大便干结，排出困难，面色无华，心悸气短，健忘，口唇色淡，脉细。

证机概要：血虚则大肠不荣，肠道失润，大便干结，便下困难，而成便秘。

治法：养血润肠。

处方：当归240g，生地180g，火麻仁200g，桃仁150g，枳壳150g，玄参150g，何首乌150g，枸杞子100g，白术100g，党参100g，黄芪120g，鸡内金100g，陈皮60g，杏仁100g。

制法：以上各药熬汁去渣过滤，收清膏。每清膏500g兑白蜜1 000g，收膏装瓶。

用法：每次服30g，白开水冲服。

（3）阴虚便秘证

症状：大便干结，如羊屎状，形体消瘦，头晕耳鸣，心烦失眠，潮热盗汗，腰酸膝软，舌红少苔，脉细数。

证机概要：阴亏使大肠干涩，肠道失润，大便干结，便下困难，而成便秘。

治法：滋阴润肠通便。

处方：玄参180g，麦冬150g，生地180g，白芍120g，火麻仁200g，玉竹100g，石斛100g，瓜蒌仁150g，白术100g，鸡内金100g，沙参

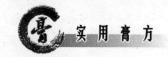

120g，百合 120g。

制法：药熬汁去渣过滤，将汁熬沸，收清膏。每清膏 500g 兑蜜 1 500 g，收膏装瓶。

用法：每服 30g，开水冲服。

（4）阳虚便秘证

症状：大便或干或不干，皆排出困难，小便清长，面色晄白，四肢不温，腹中冷痛，得热痛减，腰膝冷痛，舌淡苔白，脉沉迟。

证机概要：阳虚使肠道失于温煦，阴寒内结，便下无力，致排便时间延长，形成便秘。

治法：温阳润肠。

处方：肉苁蓉 225g，牛膝 180g，当归 180g，升麻 100g，肉桂 120g，枳壳 100g，白芍 120g，熟地 180g，泽泻 100g，枸杞子 100g，炙甘草 100g，鹿角胶 15g，山萸肉 120g，丹皮 100g，茯苓 100g，山药 120g。

制法：药熬汁去渣过滤，将汁熬沸，收清膏。每清膏 500g 兑蜜 1 500 g，收膏装瓶。

用法：每服 30g，开水冲服。

五、预后转归

便秘日久，可引起肛裂、痔疮。便秘一病，若积极治疗，并结合饮食、情志、运动等调护，多能在短期内治愈，年老体弱及产后病后等体虚便秘，多为气血不足，阴寒凝聚，治疗宜缓缓图之，难求速效。

六、预防调护

应注意饮食调节，便干量少者，适当多食富含纤维素的粗粮、蔬菜、水果，避免辛辣燥火之食。增加体力活动，加强腹肌锻炼，避免久坐少动。应保持心情舒畅，戒忧思恼怒。养成定时排便的习惯。

七、编后语

便秘治疗当分虚实而治，原则是实证以祛邪为主，据热、冷、气秘之不同，分别施以泻热、温散、理气之法，辅以导滞之品；虚证以养正为先，依阴阳气血亏虚的不同，主用滋阴养血、益气温阳之法，酌用甘温润肠之药。大便干结，解便困难，可用下法，但注意应在辨证论治基础上辅以下法，并以润下为基础，个别证型虽可暂用攻下之药，也以缓下为宜，以大便软为度。

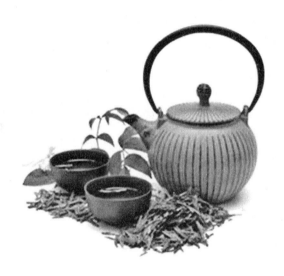

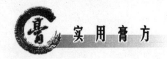
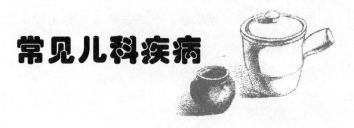

常见儿科疾病

硬 肿 症

一、概述

硬肿症是是新生儿时期特有的一种严重疾病，是由多种原因引起的局部甚至全身皮肤和皮下脂肪硬化及水肿，常伴有低体温及多器官功能低下的综合征。其中只硬不肿者称新生儿皮脂硬化症，受寒所致者亦称新生儿寒冷损伤综合征。本病与古代医籍中的"胎寒"、"五硬"相似。硬肿症在寒冷的冬春季节多见，若由于早产或感染所引起，夏季亦可发病，不同季节发生的硬肿症，临床证候有所不同。硬肿症多发生在生后7～10天的新生儿，以胎怯儿多见。新生儿由于受寒、早产、感染、窒息等原因都可引起发病。本病重症预后较差，病变过程中可并发肺炎和败血症，严重者常合并肺出血等而引起死亡。

二、病因病机

初生小儿本为稚阴稚阳之体，尤其是双胎儿、早产儿先天禀赋不足，阳气虚弱，此为本病发病的内因。小儿初生，特别是早产儿，若护养保暖不当，复感寒邪，或感受他病，气血运行失常为发病之外因。亦有部分患儿由于感受温热之邪而发病。本病的病变脏腑在脾肾，阳气虚衰、寒凝血涩是本病的主要病机。

1. 感受寒邪。《诸病源候论·胎寒候》指出："小儿在胎时，其母将养取冷过度，冷气入胞，伤儿肠胃。"寒为阴邪，最易伤人阳气。先天禀赋不足之小儿，或先天中寒，或后天感寒，寒邪直中脏腑，损伤脾肾之阳；或者生后感受他病，阳气受损，致寒邪凝滞。寒凝则气滞，气滞则血凝、血瘀，产生肌肤硬肿。同时，脾阳不振，水湿不化，则见水肿；寒侵腠理，肺气失宣，肌肤失调，皮肤硬肿加重。

2. 肾阳虚衰。 由于先天禀赋不足，阳气虚弱；或寒邪直中脏腑，脾肾阳气损伤。阳气虚衰，不能温煦肌肤，营于四末，故身冷肢厥。阳虚则内寒，寒凝则气滞血瘀，致肌肤僵硬，肤色紫暗。严重者血络瘀滞，血不循经而外溢。阳气虚极，正气不支，直致阳气衰亡，可见气息微弱，全身冰冷，脉微欲绝之危症。

另有少数患儿因感受温热之邪，毒热蕴结，耗气伤津，阴液不足，血脉不充，血受煎熬，运行涩滞，气血流行不畅，亦可致肌肤硬肿。此即如《医林改错·膈下逐瘀汤所治之症目》所云："血受寒则凝结成块，血受热则煎熬成块。"

三、诊查要点

1. 病史。 时处寒冷季节，环境温度过低或有保暖不当史；严重感染史；早产儿或足月小样儿；窒息、产伤等所致的摄入不足或能量供给低下。

2. 临床表现。 早期哺乳差，哭声低，反应低下，病情加重后体温<35℃，严重者<30℃，肛温-腋温差由正值变为负值。感染或夏季发病者不出现低体温。硬肿为对称性，依次为双下肢、臀、面颊、双上肢、背、腹、胸部等，严重时肢体僵硬，不能活动，多脏器功能损害。

3. 实验室检查。 血白细胞总数升高或减少，中性粒细胞增高，血小板减少。由于缺氧与酸中毒，血气分析可有血 pH 降低、PaO_2 降低、$PaCO_2$ 增高。由于心肌损害，心电图可表现 QT 延长、低电压、T 波低平或 ST 段下移。有 DIC 表现者，血 DIC 指标阳性。

四、辨证论治

(一)辨证要点

本病辨证重在辨别虚、实、寒、瘀。轻症多属寒凝血瘀证，重症多属阳气虚衰证。

寒证：全身欠温，僵卧少动，肌肤硬肿，是多数患儿共同的临床表现。

血瘀证：在本病普遍存在，辨证要点为肌肤质硬色紫暗。

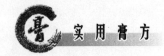

（二）治疗原则

本病的治疗大法是温阳散寒，活血化瘀。根据临床证候不同，阳虚者应温补脾肾，脾肾阳气恢复则寒邪不易入侵；寒甚者宜散寒通阳，寒邪驱散则阳气通达；血瘀者宜行气活血，气行血行则瘀滞可散。治疗中可采取多种途径给药，内服、外敷兼施。复温疗法在所必用。

（三）证治分类

1. 寒凝血涩

症状：全身欠温，四肢发凉，反应尚可，哭声较低，肌肤硬肿，难以捏起，硬肿多局限于臀、小腿、臂、面颊等部位，色暗红、青紫，或红肿如冻伤，指纹紫暗。

证机概要：先天不足，阳气薄弱，复感外寒，寒凝气滞血涩。

治法：温经散寒，活血通络。

方药：

（1）中药 1 号膏

处方：肉桂 12g，丁香 6g，川乌 15g，草乌 15g，乳香 15g，没药 15g，干姜 15g，红花 30g，当归 30g。

制法：上药共为细末，用羊毛脂及凡士林搅拌成 50％软膏。

用法：每日 1 次，涂抹硬肿部位，外用纱布包裹。

　　　　　　　　　　——选自《中西医结合杂志》1987（3）：177

（2）中药软膏 1

处方：肉桂 6g，丁香 9g，川乌 8g，草乌 8g，乳香 8g，没药 8g，川芎 15g，红花 15g，当归 30g，赤芍 15g。

制法：上药共为细末，加凡士林 500g 调成软膏。

用法：将软膏涂抹在纱布棉垫上，加温包敷硬肿面，并予保温，隔日换药 1 次。

　　　　　　　　　　——选自《陕西中医》1991，8

2. 阳气虚衰

症状：全身冰冷，僵卧少动，反应极差，气息微弱，哭声低怯，吸吮困难，面色苍白，肌肤板硬而肿，范围波及全身，皮肤暗红，尿少或无，唇舌色淡，指纹淡红不显。

证机概要：阳气虚衰，血脉瘀滞，硬肿范围大，全身症状重。可因阳气无力御邪而致发生肺炎，或因虚寒而血脉失于统摄导致肺出血。

治法：益气温阳，通经活血。

方药：中药软膏2。

处方：肉桂20g，炮姜20g，川乌15g，草乌15g，川芎30g，红花30g，当归30g，赤芍30g。

制法：上药共为细末，加凡士林配成10％油膏备用。

用法：用热水将手洗净后，以掌心及大、小鱼际按摩皮肤硬肿部位，使硬肿部位发热、发红并变软。应注意按摩手法宜均匀、柔和。然后根据硬肿部位的大小，选择相应的纱布，涂以中药软膏，稍加热后贴敷于硬肿部位，并给予热水袋热敷或置入暖箱，每12小时按摩1次并换药。

——选自《中医外治杂志》1992，1（3）：13

五、 预防调护

(一) 预防

1. 做好孕妇保健，尽量避免早产，减少低体重儿的出生，同时防止产伤、窒息、感受寒冷。

2. 严冬季节出生的新生儿要做好保暖，调节产房内温度为20℃左右，尤其注意早产儿及低体重儿的保暖工作。

3. 出生后1周内的新生儿，应经常检查皮肤及皮下脂肪的软硬情况。加强消毒隔离，防止或减少新生儿感染的发生。

(二) 护理

1. 注意消毒隔离，防止交叉感染。

2. 患儿衣被、尿布应清洁柔软干燥，睡卧姿势须勤更换，严防发生并发症。

3. 应给足够热量，促进疾病恢复，对吸吮能力差的新生儿，可用滴管喂奶，必要时鼻饲，或静脉滴注葡萄糖注射液、血浆等。

感冒（急性上呼吸道感染）

一、 概述

感冒是感受外邪引起的一种常见的外感疾病，以发热、鼻塞流涕、喷

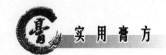

嚏、咳嗽为主要临床特征。本病一年四季均可发生，以气候骤变及冬春时节多见。任何年龄皆可发病，婴幼儿更为常见。因小儿肺脏娇嫩，脾常不足，神气怯弱，感邪之后，易出现夹痰、夹滞、夹惊的兼证。儿科常见的多种急性传染病早期，也可表现类似感冒的症状，临床须注意鉴别，避免误诊。

二、 病因病机

小儿感冒发生的原因，以感受风邪为主，常兼杂寒、热、暑、湿、燥等，亦有感受时邪疫毒所致者。在气候变化，冷热失常，沐浴着凉，调护不当时容易发生本病。当小儿正气不足、机体抵抗力低下时，外邪乘虚侵袭机体，发为感冒。如《幼科释谜·感冒》指出："感冒之原，由卫气虚，元府不闭，腠理常疏，虚邪贼风，卫阳受摅。"说明了小儿感冒的病因与小儿卫气不足有密切的关系。

感冒的病变部位主要在肺，可累及肝、脾。病机关键为肺气失宣。肺主皮毛，司腠理开阖，开窍于鼻，外邪自口鼻或皮毛而入，客于肺卫，致卫表失和，卫阳受遏，肺气失宣，因而出现发热、恶风寒、鼻塞流涕、喷嚏、咳嗽等症。

由于小儿肺脏娇嫩，感邪之后，失于宣肃，气机不利，津液不得敷布而内生痰液，痰壅气道，则咳嗽加剧，喉间痰鸣，此为感冒夹痰。小儿脾常不足，感邪之后，脾运失司，稍有饮食不节，致乳食停滞，阻滞中焦，则脘腹胀满，不思乳食，或伴呕吐、泄泻，此为感冒夹滞。小儿神气怯弱，心常有余，肝常有余，感邪之后，热扰肝经，易致心神不安，烦躁不宁，睡卧不实，容易惊惕，甚则热盛动风，而致惊厥，此为感冒夹惊。

三、 诊查要点

1. 气候骤变，冷暖失调，或与感冒患者接触，有感受外邪病史。

2. 以发热，恶风寒，鼻塞流涕，喷嚏，微咳等为主症。

3. 感冒伴兼夹证者，可见咳嗽加剧，喉间痰鸣；或脘腹胀满，不思饮食，呕吐酸腐，大便失调；或睡卧不宁，惊惕抽风。

4. 血相检查：病毒感染者白细胞总数正常或偏低，细菌感染者白细胞总数及中性粒细胞均增高。

5. 病原学检查：鼻咽或气管分泌物病毒分离或桥连酶标法检测，可作病毒学诊断。咽拭子培养可有病原菌生长；链球菌感染者，血中抗链球菌溶血素"O"滴度增高。

四、辨证论治

(一) 辨证要点

本病辨证，重在辨风寒、风热、暑湿，表里、虚实。

1. 分清风寒、风热、暑热、暑湿

风寒：恶寒重，无汗，鼻流清涕，咽不红，舌淡，苔薄白。

风热：发热恶风，有汗，鼻流浊涕，咽红，舌红，苔薄黄。

暑热偏盛：发热较高，无汗或汗少而黏，口渴心烦。

暑湿偏盛：身热不扬，胸闷泛恶，头重身困，食少纳呆，舌苔腻。

2. 明悉四时、时行

四时感冒：发热恶寒等全身症状较轻，多为四时感冒。

时行感冒：发热恶寒重，全身症状明显，有流行趋势。

3. 辨清兼证

夹痰：兼见咳嗽较重，痰多，或喉间痰鸣。

夹滞：兼见不思饮食、恶心、呕吐、大便不调。

夹惊：兼见烦躁不安，惊惕哭闹，甚或惊厥。

(二) 治疗原则

治疗感冒，以疏风解表为基本原则。根据不同的证型分别治以辛温解表、辛凉解表、清暑解表、清热解毒。治疗兼证，在解表基础上，分别佐以化痰、消导、镇惊之法。小儿为稚阴稚阳之体，发汗不宜太过，以防津液耗损。小儿感冒易于寒从热化，或热为寒闭，形成寒热夹杂证，单用辛凉药汗出不透，单用辛温药助热化火，故常以辛凉辛温药并用。本病除内服汤药外，还常使用中成药等法治疗。

(三) 证治要点

1. 时邪感冒

症状：起病急骤，高热，恶寒，无汗或汗出热不解，头痛，心烦，目赤咽红，肌肉酸痛，腹痛，或有恶心、呕吐，舌质红，舌苔黄，脉数。

证机概要：时行邪毒，侵袭肌表，正邪交争。

治法：清热解毒。

方药：退热膏。

处方：生石膏 3 份，生大黄 2 份，生栀子 1 份。

制法：上药研末，以柴胡注射液 2ml 调制软膏。

用法：贴于脐部。

——选自《陕西中医》1993，6

2. 夹痰

症状：兼见咳嗽较剧，痰多，喉间痰鸣。

证机概要：此由肺不布津，津凝成痰，或热邪灼津炼液成痰，痰阻于肺，肺失宣肃所致。

治法：辛温解表，宣肺化痰；辛凉解表，清肺化痰。

方药：自拟芥黄膏。

处方：白芥子、麻黄、甘遂、半夏、细辛、川芎、补骨脂、淫羊藿各适量。

制法：上药共研细末，生姜汁调膏。

用法：取穴。A 组，肺俞、心俞、脾俞；B 组，天突、膻中、脐周（四穴）；C 组，大椎、肾俞、膈俞。患者取适当位置，将药膏做成直径 0.8cm 大小的圆饼，贴于选定穴位，覆盖 3cm² 大小的无毒塑料纸，以胶布固定之。一般贴 4~6 小时，若患儿感觉痛痒难忍也可提前揭下。从夏至日开始，每 10 天贴一次，分别取 A 组、B 组、C 组之穴位，连贴 3 次。若第 1 年未愈，来年再贴，连续贴敷 2~3 年。

——选自《中医外治杂志》1992，1（3）：16

五、预防调护

（一）预防

1. 经常户外活动，呼吸新鲜空气，多晒太阳，加强锻炼。

2. 随气候变化，及时增减衣服。

3. 避免与感冒患者接触，感冒流行期间少去公共场所。

4. 按时接种流感疫苗。

（二）护理

1. 居室保持空气流通、新鲜。感冒流行期间，定期进行空气消毒。

2. 发热期间多饮热水，汤药应热服。饮食易消化、清淡，如米粥、新鲜蔬菜、水果等，忌食辛辣、冷饮、油腻食物。

3.密切观察病情，注意体温变化，防止发生惊厥。

肺 炎 喘 嗽

一、 概述

肺炎喘嗽是小儿时期常见的肺系疾病之一，临床以发热、咳嗽、痰壅、气急、鼻煽为主要症状。重者可见张口抬肩，呼吸困难，面色苍白，口唇青紫等症。本病相当于西医学中的小儿肺炎。肺炎喘嗽的病名首见于谢玉琼《麻科活人全书》，是作者对麻疹过程中出现咳嗽、喘息、鼻煽等肺气闭塞症的命名。本病一年四季均可发生，但多见于冬春季节。好发于婴幼儿，年龄越小，发病率越高，病情越重。本病若治疗及时得当，一般预后良好。

二、 病因病机

本病外因责之于感受风邪，或由其他疾病传变而来；内因责之于小儿形气未充，肺脏娇嫩，卫外不固。小儿外感风邪，外邪由口鼻或皮毛而入，侵犯肺卫，肺失宣降，清肃之令不行，致肺被邪束，闭郁不宣，化热铄金，炼液成痰，阻于气道，肃降无权，从而出现咳嗽、气喘、痰鸣、鼻煽、发热等肺气闭塞的证候，发为肺炎喘嗽。

肺主气，司呼吸，宣发肃降，外邪从口鼻或皮毛侵袭肺脏，使肺气郁而失宣，津液失布，凝而为痰；又外邪入里化热，热灼津炼液为痰，痰热互结，闭阻肺气，阻塞气道，致呼吸不利，发生本病。肺主气而朝百脉，心主血而运行营阴，气为血帅，肺失治节，宣肃失常，气滞不行，脉道壅滞，可产生气滞血瘀之证。如正不敌邪，内陷厥阴则神昏抽搐；心阳虚衰则脉微欲绝、正虚欲脱，均属危重变证。病之后期，正胜邪却则病愈；正虚邪恋则产生阴虚肺热或肺脾气虚之证，常迁延难愈。

三、 诊断要点

1.起病较急，有发热、咳嗽，气急、鼻煽、痰鸣等症,或有轻度发绀。

2.病情严重时，常见喘促不安，烦躁不宁，面色苍白，口唇青紫发

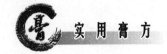

绀，或高热不退。

3. 新生儿患本病时，常以不乳、精神萎靡、口吐白沫等症状为主，而无上述典型表现。

4. 肺部听诊可闻及较固定的中细湿罗音，常伴干罗音，如病灶融合，可闻及管状呼吸音。

5. X线检查见肺纹理增多、紊乱，肺部透亮度降低或增强，可见小片状、斑片状阴影，也可出现不均匀的大片状阴影。

6. 实验室检查：①血相检查，细菌引起的肺炎，白细胞总数较高，中性粒细胞增多；若由病毒引起，白细胞总数正常或降低，有时可见异形淋巴细胞。②病原学检查，细菌培养、病毒分离和鉴别，可获得相应的病原学诊断，病原特异性抗原或抗体检测常有早期诊断价值。

四、辨证论治

(一) 辨证要点

邪热闭肺是肺炎喘嗽的基本病机，"热、咳、痰、喘、煽"是肺炎喘嗽的典型症状。病初多有表证，但表证时间短暂，很快入里化热，主要特点为咳嗽、气喘、发热。初起应分清风热还是风寒，风寒者多恶寒无汗，痰多清稀，风热者则为发热重，咳痰黏稠。痰阻肺闭时应辨清热重还是痰重，热重者高热稽留不退，面红唇赤，烦渴引饮，便秘尿黄；痰重者喉中痰声辘辘，胸高气急。若高热炽盛，喘憋严重，张口抬肩，为毒热闭肺重症。若出现心阳虚衰或邪陷厥阴，见肢厥脉微或神昏抽搐，为邪毒炽盛、正气不支的危重症。

(二) 治疗原则

本病治疗，以开肺化痰、止咳平喘为主法。若痰多壅盛者，首先降气涤痰；喘憋严重者，治以平喘利气；气滞血瘀者，治以活血化瘀。肺与大肠相表里，壮热炽盛时宜用通腑药，致腑通热泄；出现变证者，或温补心阳，熄风开窍，随证治之；病久肺脾气虚者，宜健脾补肺以扶正为主；若阴虚肺燥，余邪留恋，用药宜甘寒，养阴润肺化痰，兼清解余热。

(三) 证治分类

1. 痰热闭肺

症状：发热烦躁，咳嗽喘促，呼吸困难，气急鼻煽，喉间痰鸣，口唇发绀，面赤口渴，胸闷胀满，泛吐痰涎，舌质红，舌苔黄，脉弦滑。

证机概要：本证为肺炎喘嗽的中期，痰热俱甚，郁闭于肺所致。

治法：清热涤痰，开肺定喘。

方药：莨菪消喘膏。

处方：炙白芥子、延胡索、细辛、甘遂各适量。

制法：上药按2∶2∶2∶1的比例，研成粉末，密封保存。

用法：每次取药粉5g，以东莨菪碱0.6mg注射液混合成膏状，分成2等份，每份压成2cm直径的药饼，置于3.5cm×3.5cm胶布中心，贴敷于穴位上，一般2～8小时局部有痒、烧灼、疼痛感觉，即可取掉药饼。

取穴：肺俞、膈俞、百会、膏肓及阿是穴（肺部罗音显著处）。

——选自《中医杂志》1994，10

2. 肺脾气虚

症状：低热起伏不定，面白少华，动则汗出，咳嗽无力，纳呆便溏，神疲乏力，舌质偏淡，苔薄白，脉细无力。

证机概要：本证多见于肺炎恢复期，或体质素弱的病儿，病程迁延。

治法：补肺健脾，益气化痰。

方药：

（1）活血油膏

处方：肉桂12g，丁香18g，川乌、草乌、乳香、没药各15g，红花、当归、川芎、赤芍、透骨草各30g。

制法：按一般膏药制作方法，制成10%的油膏。

用法：敷背，每日2次。

——选自《上海中医药杂志》1980，（2）：31

（2）黄豆浸膏

处方：黄豆适量。

制法：黄豆浆水，先武火后文火浓缩成浸膏状，加苯甲酸防腐，入瓶密封，避光干燥通风处存放。

用法：选肺俞、脾俞、肾俞、丰隆（双侧）、命门、大椎穴。喘息型选定喘穴，以2cm×1.5cm的薄牛皮纸一张，取黄豆般大小浸膏涂于纸上照穴贴之，用两条胶布固定，每日换药1次，重者可每日换药2次。

——选自《新中医》1987，（3）：30

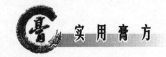

（3）肺炎贴膏

处方：肉桂12g，丁香、川乌、草乌、乳香、没药各15g，红花、当归、川芎、赤芍、透骨草各30g。

制法：上药共研细末，用凡士林制成10％油膏。

用法：将油膏摊在油性软纸上，再用无纺布包裹，做成5cm×15cm的膏药，油纸侧朝外，用胶布固定在背部肺俞穴，每2日为1疗程。对高热、气喘者，可协用黄芩、黄连、大黄各10g，共研细末，调匀外敷前胸剑突部，予胶布固定，约2小时去药。

——选自《中医外治杂志》1999，8（2）：11

五、预防调护

（一）预防

1. 搞好卫生，保持室内空气新鲜，冬春季节尽量少带易感儿去公共场所。

2. 气候寒暖不调时，随时增减衣服，防止感冒。

3. 加强体育锻炼，增强体质。

（二）调护

1. 饮食宜清淡富有营养，多喂开水。

2. 保持安静，居室空气新鲜。

3. 呼吸急促时，应保持气道通畅，随时吸痰。

4. 对于重症肺炎患儿要加强巡视，密切观察病情变化。

哮　喘

一、概述

哮喘是小儿时期常见的肺系疾病，是一种反复发作的痰鸣气喘疾病。哮指声响言，喘指气息言，哮必兼喘，故通称哮喘。临床以发作时喘促气急，呼气延长，甚至不能平卧，呼吸困难，张口抬肩，摇身撷肚，唇口青紫为特征。常在清晨和夜间发作或加剧。本病包括了西医学所称的喘息性支气管炎、支气管哮喘。本病有明显的遗传倾向，初发年龄以1～6岁多见，大多数患儿经治疗可缓解或自行缓解，在规范化的治疗和调护下，随年龄的增长，大都可以治愈。但若失于防治，可反复发作，延及成年，甚至遗患终身。本病发病有明显的季节性，冬春及气候骤变时易发作。

二、 病因病机

哮喘的发病，内因责之于肺、脾、肾三脏功能不足，导致痰饮留伏，隐伏于肺窍，成为哮喘之夙根。外因责之于感受外邪，接触异物、异味以及嗜食咸酸等。

小儿肺脏娇嫩，脾常不足，肾常虚。人体水液的正常代谢为肺、脾、肾三脏所司，肺为水之上源，有通调水道之功；脾为水谷之海，有运化水湿之能；肾为水脏，主人体水液，有蒸化水液之职。若三脏功能失调，则致水液代谢异常，痰浊内生。痰之本水也，源于肾；痰之性湿也，主于脾；痰之末肺也，贮于肺。痰饮留伏是哮喘发生的重要病理基础。若复感外邪，接触诱因，则可引动伏痰，痰气交阻于气道，肺失宣肃，痰随气升，气因痰阻，相互搏击，气机升降不利，以致呼吸困难，气息喘促，喉间痰吼哮鸣，发为哮喘。若是外感风寒，内伤生冷，或素体阳虚、寒痰内伏者，发为寒性哮喘；若是外感风热，或风寒化热，或素体阴虚、痰热内伏者，发为热性哮喘。由于肺、脾、肾三脏不足，痰饮留伏之体质，反复发作，又常导致肺之气阴耗伤、脾之气阳受损、肾之阴阳亏虚，因而形成缓解期肺气虚弱、脾气虚弱、肾气虚弱的不同证候。

总之，哮喘的发生都是外因作用于内因的结果，正虚痰伏，邪阻肺络是其主要病机。其发作期的病机为内有壅塞之气，外有非时之感，膈有胶固之痰，三者相合，闭阻气道，搏击有声，发为哮喘。内因不除，外因屡犯，所谓风有动静、痰有鼓息，导致哮喘时作时止、反复发作。哮喘发作期以邪实为主，缓解期以正虚为主，但亦有发作期、缓解期不明，发作迁延，虚实夹杂的复杂证候。

三、 诊查要点

1. 常突然发作，发作之前，多有喷嚏、咳嗽等先兆症状。发作时喘促，气急，喉间哮鸣，咳嗽阵作，甚者不能平卧，烦躁不安，口唇青紫。除外其他疾病所引起的喘息、气促、咳嗽。

2. 有反复发作的病史。发作多与某些诱发因素有关，如气候骤变、受凉受热、接触或进食某些过敏物质等。

3. 多有婴儿期湿疹史，以及家族哮喘史。

4. 肺部听诊：发作时两肺闻及哮鸣音，以呼气时明显，呼气延长。本病有继发感染时，可闻及湿罗音。

5. 血相检查：一般情况下，支气管哮喘的白细胞总数正常，嗜酸性粒细胞可增高；伴肺部细菌感染时，白细胞总数及中性粒细胞均可增高。

四、辨证论治

(一) 辨证要点

哮喘临床分发作期与缓解期，发作期主要辨寒哮、热哮，缓解期主要辨肺虚、脾虚和肾虚。

1. 辨哮喘寒热虚实

热哮：发作时气息短粗，痰黄而黏，口渴欲饮，咳喘痰黄，身热面赤，口干舌红。

寒哮：咳喘时痰涎稀薄，色白起泡沫，且有畏寒肢冷，舌苔白滑。

实证：发作时胸满苦闷不安，喘鸣声高，痰质浓稠，口干便秘。

虚证：喘鸣声低息短，动则气乏，身凉易汗，脉弱无力。

2. 辨肺虚、脾虚、肾虚

肺虚证：缓解期可见面色淡白无华，气短懒言，声低乏力，四肢不温，反复感冒。

脾虚证：缓解期可见食少脘痞，咳嗽痰多，面色萎黄。

肾虚证：缓解期可见动则气喘，形寒怕冷，大便清冷。

(二) 治疗原则

本病应按发作期、缓解期分别施治。

发作期：当攻邪以治其标，治肺为主，分辨寒热虚实可随证施治。

缓解期：当扶正以治其本，调肺、脾、肾等脏腑功能，消除伏痰夙根。

(三) 证治分类

1. 发作期

(1) 寒性哮喘

症状：咳嗽气喘，喉间哮鸣，痰多白沫，形寒肢冷，鼻流清涕，面色淡白，恶寒无汗，舌淡红，苔白滑，脉浮滑。

证机概要：本证多由外感风寒而诱发，外寒内饮，相互搏击，阻塞气道，肺失宣肃，发为寒哮。

治法：温肺散寒，化痰定喘。

方药：吴萸膏。

处方：吴茱萸末。

制法：取吴茱萸末1～2g，用水或醋调为糊状。

用法：取上药糊敷涌泉穴，每晚1次，清晨取下，6次为1疗程。

——选自《河北中医》1990，1

（2）肺实肾虚

症状：病程较长，咳喘持续不已，动则喘甚，喘促胸满，面色少华，畏寒肢冷，神疲纳呆，小便清长，常伴咳嗽痰多，喉中痰鸣，舌淡苔薄腻，脉细弱。

证机概要：本证常见于禀赋不足及久病哮喘迁延不愈之患儿，表现为正虚邪恋，虚实夹杂，上盛下虚。

治法：泻肺补肾，标本兼顾。

方药：益气膏。

处方：山药、沙参、百合、麻黄、杏仁、百部、桔梗、贝母、紫菀、冬衣、干姜、沉香等。

制法：上药加香油、铅丹按传统工艺熬制成黑色膏药。

用法：用时取益气膏一张，温化贴脐或后心。病情重者可两处同贴。每3日换药1次，哮喘患儿10次为1疗程。

——选自《中医外治杂志》1996，5（6）：15

2. 缓解期

（1）肺脾虚弱

症状：多反复感冒，气短自汗，咳嗽无力，神疲懒言，形瘦纳差，面白少华，便溏，舌质淡，苔薄白，脉细软。

证机概要：本证为肺气虚而卫表不固，脾气虚而运化失健所致。

治法：健脾益气，补肺固表。

处方：黄芪100g，党参80g，太子参100g，五味子100g，麦门冬100g，白芍60g，茯苓100g，甘草30g，阿胶150g，黑芝麻150g，胡桃肉

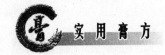

250g。

制法：上药除阿胶、黑芝麻、胡桃肉外，余药加水煎煮 3 次，滤汁去渣，合并滤液，加热浓缩为清膏，再将阿胶加适量黄酒浸泡后隔水炖烊化，黑芝麻、胡桃肉研碎后，冲入清膏和匀，最后加蜂蜜 300g 收膏即成。每次 15～30g，每日 2 次，开水调服。

加减变化：

如有汗出较多者，加牡蛎 150g，糯稻根 100g。

如有畏寒怕风者，加防风 60g，桂枝 30g。

(2) 脾肾阳虚

症状：动则喘促咳嗽，气短心悸，面色苍白，形寒肢冷，脚软无力，腹胀纳差，大便溏泄，舌质淡，苔薄白，脉细弱。

证机概要：本证为脾肾两脏阳气虚衰，运化失司，摄纳无权所致。

治法：健脾温肾，固摄纳气。

处方：熟地黄 100g，人参 50g，黄精 100g，补骨脂 100g，麦门冬 100g，五味子 100g，玉竹 100g，黄芪 120g，蛤蚧 1 对，肉桂 15g，黑芝麻 100g，胡桃肉 150g。

制法：上药除黑芝麻、胡桃肉、人参、蛤蚧外，余药加水煎煮 3 次，滤汁去渣，合并滤液，加热浓缩为清膏，黑芝麻、胡桃肉研碎后，蛤蚧涂以蜜、酒，放火上烘脆，合人参分别研末，冲入清膏和匀，最后加蜂蜜 300g 收膏即成。每次 15～30g，每日 2 次，开水调服。

加减变化：

如有汗出较多者，加牡蛎 150g，糯稻根 100g。

如有夜间遗尿者，加益智仁 100g，桑螵蛸 100g。

五、预防调护

(一) 预防

1. 积极治疗和清除感染病灶，避免各种诱发因素，如烟味、漆味、冰冷饮料、气候突变等。

2. 注意气候影响，做好防寒保暖工作，冬季外出防止受寒。尤其气候转变或换季时，要预防外感诱发哮喘。

3. 发病季节避免活动过度和情绪激动，防其诱发哮喘。

4. 加强自我管理教育，将防治知识教给患儿及家属，调动他们的抗病积极性，鼓励患儿积极参加日常活动和体育锻炼以增强体质。

（二）调护

1. 居室宜空气流通，阳光充足。冬季要保暖，夏季要凉爽通风。避免接触特殊气味。

2. 饮食宜清淡而富有营养，忌进生冷油腻、辛辣酸甜以及海鲜鱼虾等可能引起过敏的食物。

3. 注意心率、脉象变化，防止哮喘大发作产生。

反复呼吸道感染

一、 概述

感冒、扁桃体炎、支气管炎、肺炎等呼吸道疾病是小儿常见病，若在一段时间内反复感染发病即称为反复呼吸道感染。

本病多见于 6 个月～6 岁的小儿，1～3 岁的幼儿最为常见。以冬春气候多变时尤易反复不已，夏天有自然缓解的趋势，一般到学龄期前后明显好转。若感染反复发作，治疗不当，容易发生咳喘、水肿、痹证等病证，严重影响小儿的生长发育和身心健康。古代医集的虚人感冒、体虚感冒与本病证相近。中医学在扶正祛邪、增强抗病能力、改善体质方面具有一定优势，近年来对本病的治疗研究已取得显著成绩。

二、 病因病机

小儿反复呼吸道感染内因是禀赋虚弱，肺、脾、肾三脏功能不足，卫外不固。外因是喂养不当，精微摄取不足；调护失司，外邪乘虚侵袭；用药不当，损伤正气；疾病所伤，正气未复。内因是根本，外因是条件。

小儿正气不足，肺脏娇嫩，肌表薄弱，卫外不固，加之寒暖不能自调，稍有不当，六淫之邪或从皮毛而侵，或从口鼻而入，均可导致卫表失和，肺气失宣，从而出现感冒、咳嗽等肺经病变。

感邪之后，由于正气虚弱，邪毒难以廓清，留伏于里，一旦受凉或疲劳后，新感易受，留邪内发；或虽无新感，旧病复燃，诸证又起。故本病病机主要在于正虚易感，或正虚邪伏，其病位主要在肺，常涉及脾、肾。

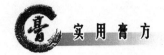

三、 诊查要点

1. 0～2 岁小儿，每年呼吸道感染 10 次以上，其中下呼吸道感染 3 次以上；3～5 岁小儿，每年呼吸道感染 8 次以上，其中下呼吸道感染 2 次以上；6～12 岁小儿，每年呼吸道感染 7 次以上，其中下呼吸道感染 2 次以上。

2. 上呼吸道感染第 2 次距第 1 次至少要间隔 7 天以上。

四、 辨证论治

(一) 辨证要点

小儿反复呼吸道感染的辨证重在明察邪正消长变化。感染期以邪实为主，迁延期正虚邪恋，恢复期则以正虚为主。

初起时：多有外感表证，当辨风寒、风热、外寒里热之不同，夹积、夹痰之差异，本虚标实之病机。

迁延期：邪毒渐平，虚象显露，热、痰、积未尽，肺脾肾虚显现。

恢复期：正暂胜而邪暂退，关键已不是邪多而是正虚，当辨肺、脾、肾何脏虚损为主，肺虚者气弱，脾虚者运艰，肾虚者骨弱。

(二) 治疗原则

在呼吸道感染发作期间，应按不同的疾病治疗，同时适当注意到照顾小儿正虚的体质。迁延期以扶正为主，兼以祛邪，正复邪自退。恢复期当固本为要，或补气固表，或运脾合营，或补肾壮骨。

(三) 辨证论治——营卫失和，邪毒留恋

症状：反复感冒，恶寒怕热，不耐寒凉，平时汗多，肌肉松弛；或伴有低热，咽红不消，扁桃体肿大；或肺炎喘嗽后久不康复；舌淡红，苔薄白，或花剥，脉浮数无力，指纹紫滞。

证机概要：肺气虚弱、卫阳不足的小儿，或在首次感冒后治疗不当，或服解表发汗药过剂，汗出过多，余毒未尽，肌腠空虚，络脉失和，外邪极易再次乘虚而入。

治法：扶正固表，调和营卫。

方药：

1. 中药膏

处方：生、熟白芥各 250g，延胡索 500g，麻黄、肉桂、细辛、曼陀

罗各100g，甘遂、皂刺各50g。

制法：上药共为细末，过40目筛。将鲜生姜2.5kg洗净切碎加水湿润，研末糊状后取汁兑入药末中，并加入樟脑粉、龙脑香粉各50g，搅拌均匀后制成药丸如莲子般大小备用。药物宜低温密封贮藏。

用法：①敷贴穴位。取天突、肺俞、大椎、膻中穴。青春期女孩改膻中穴为至阳穴，痰涎壅盛加丰隆、足三里穴，纳少乏力加脾俞、足三里穴，畏寒肢冷、久病肾虚者加肾俞、脾俞穴。②擦姜。上述穴位用鲜生姜擦至皮肤潮红为度，不擦破皮肤。擦姜与贴敷间隔时间不宜过长，随擦随贴。③贴敷。预先摊好膏药（大小为7cm×7cm），先用电炉加热将膏药烘开，将药丸放于膏药正中，趁温将膏药贴于穴位处。④贴敷时间。1.5～4岁1小时，5～6岁1.5小时。以患儿感觉轻微灼热感为度，太久则易起泡，局部消毒放去水疱，不影响疗效。每年盛夏的三伏天，初、中、末三伏各1次，一般间隔10日左右贴敷1次。连续3年为1疗程，病情反复发作、病程长、体质差者可多贴敷几年。

——选自《临床和实验医学杂志》2007，6（4）：146－147

2. 止咳膏

处方：麻黄、细辛、五味子、生半夏、生南星各等份。

制法：上药混合晒干，研成极细粉末过筛，加入适量樟脑粉后，与凡士林混合拌匀，搓成条状药锭，做成每粒约3g的丸药密封备用。

用法：取市售伤湿止痛膏1份，分成两张摊于桌上，分别在每张的中心置一丸药，按压成2mm厚的圆形药贴即可用于治疗。婴幼儿及6岁以下儿童对药丸及伤湿止痛膏均减半使用。治疗时，患儿背朝医者，暴露背部，排除杂念，配合治疗。医者找准双肺俞穴用指甲压"十"字痕迹后，双手掌反复用力搓擦至发热，然后迅速在患儿背部上下左右搓揉摩擦至皮肤发热，微微充血，再将止咳膏迅速准确地贴在双肺俞穴上，将衣服整理好后，在其背部及肺俞穴周围轻轻拍打几下即可。每2日换药1次，2次为1疗程。

——选自《中医外治杂志》1998，7（3）：17－18

五、 预防调护

（一）预防

1. 注意环境卫生，避免污染，室内空气要流通，适当户外活动，多

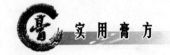

晒太阳，按时预防接种。

2. 感冒流行期间不去公共场所。家中有人感冒时可用食醋熏蒸室内：每立方米空间用食醋 1～5 ml，加水 1～2 倍，置容器内，加热至全部气化。□□□次，连续 3～5 日。

3. 避免接触过敏物质，如尘螨、花粉、油漆等。

（二）调护

1. 饮食多样而富于营养，不偏嗜冷饮。

2. 汗出较多时，用干毛巾擦干，勿吹风着凉，洗澡时尤应注意。

3. 经常用银花甘草水或生理盐水漱口，每日 2～3 次，至病情基本稳定。

鹅 口 疮

一、概述

鹅口疮是以口腔、舌上满布白屑为主要临床特征的一种口腔疾患。因其状如鹅口，故称鹅口疮。因其色白如雪片，故又名"雪口"。本病一年四季均可发生，多见于新生儿以及久病体虚的婴幼儿。若治疗得当，预后良好；若体弱邪盛者，白屑蔓延，阻碍气道，也可影响呼吸，甚至危及生命。

西医学亦称本病为"鹅口疮"，病原菌系白色念珠菌。多在生产时感染，或由于喂奶器具不洁、乳品污染，或长期大量应用广谱抗生素导致菌群失调所致。

二、病因病机

本病由胎热内蕴，口腔不洁，感染秽毒之邪所致。《外科正宗·鹅口疮》说"鹅口疮，皆心脾二经胎热上攻，致满口皆生白斑雪片，甚则咽间叠叠肿起，致难乳哺，多生啼叫。"孕母体内蕴积热毒遗于胎儿；或生后护理不当，口腔不洁，柔嫩黏膜易于破损，秽毒之邪乘虚而入，发为本病；或因疾病用药不当，正气受损，体内阴阳平衡失调，阴液暗耗，虚火内生，上熏口舌而成；或因婴儿先天禀赋不足，素体阴亏；或久病伤阴，肾阴不足，水不制火，虚火上浮，内熏口舌，亦可导致口腔舌上出现白

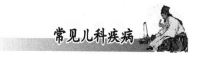

屑，且绵延反复。

三、 诊查要点

1. 多见于初生儿，久病体弱者，或长期大量使用抗生素或糖皮质激素患者。

2. 舌上、颊内黏膜、牙龈或上腭散布白屑，可融合成片。重者可向咽喉处蔓延，影响吸吮与呼吸，偶可累及气管、食管及肠道等部位。

3. 取白屑少许涂片，加 10％氢氧化钠液，置显微镜下，可见白色念珠菌芽孢及菌丝。

四、 辨证论治

（一）辨证要点
鹅口疮的辨证，重在辨别虚证、实证。

1. 实证：病程短，口腔白屑堆积，周围鲜红，疼痛哭闹，尿赤便秘。

2. 虚证：病程较长，口腔白屑较少，周围不红，疼痛不著，大便稀溏，食欲不振，或形体瘦弱。

（二）治疗原则
本病总属邪火上炎，治当清火。实火证者治以清泄心脾积热，虚火证者治以滋肾养阴降火。

（三）证治分类
1. 心脾积热

症状：口腔满布白屑，周围鲜红较甚，面赤，唇红，或伴发热、烦躁、多啼，口干或渴，小便黄赤，大便干结，舌红，苔薄白，脉滑或指纹青紫。

证机概要：此为鹅口疮实证。心脾积热内蕴或秽毒入侵，郁而化热化火。

治法：清心泻脾。

方药：三子膏。

处方：莱菔子、白芥子、地肤子各 10g，食醋适量。

制法：上药用沙锅文火炒至微黄，共研细末，将食醋煮沸，放置冷却至温热，再倒入药末，调成膏状，把药膏分次涂于直径为 2cm 的纱布或

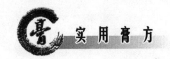

白布上。药膏厚 2mm、宽 1cm 左右备用。

用法：分别贴于两足涌泉穴，胶布固定，每日换药 1 次，一般敷 3～5 次。

——选自《湖北中医杂志》1984（2）：14

2. 虚火上浮

症状：口腔内白屑散在，周围红晕不著，形体消瘦，颧红，手足心热，口干不渴，舌质红，苔少，脉细或指纹紫。

证机概要：此为鹅口疮虚火证。久病伤阴，肾阴亏损，水不制火，虚火上浮。

治法：滋阴降火。

方药：吴附膏。

处方：吴茱萸、附子各 10g。

制法：上药共研细末，用米醋调成稀糊状备用。

用法：用时将吴附膏敷于两足涌泉穴，胶布固定，每日 1 次。

——选自《中医外治杂志》2006，15（6）：12

五、 预防调护

（一）预防

1. 加强孕期卫生保健，及时治疗阴道霉菌病。

2. 注意口腔清洁，婴儿奶具及时煮沸消毒。

3. 避免过烫、过硬或刺激性食物，防止损伤口腔黏膜。

4. 注意患儿营养，积极治疗原发病。避免长期大量使用抗生素或肾上腺皮质激素。

（二）调护

1. 母乳喂养时，应用冷开水清洗乳头，喂奶后给服少量温开水，清洁婴儿口腔。

2. 用银花甘草水轻轻擦洗患儿口腔，每日 3 次。

3. 保持大便通畅，大便干结者，适当食用水果及蜜糖。

4. 注意观察口腔黏膜白屑变化，如发现患儿吞咽或呼吸困难，应立即处理。

泄　　泻

一、概述

泄泻是以大便次数增多，粪质稀薄甚或如水样为特征的一种小儿常见病。本病发病无明显季节性，但以夏秋季节发病率高，不同季节发生的泄泻，证候表现有所不同。本病多见于 2 岁以下的婴幼儿，因婴幼儿脾常不足，易于感受外邪、内伤乳食，或脾肾阳气亏虚，均可导致脾病湿盛而发生泄泻。轻者治疗得当，预后良好；重者泄下过度，则易致气阴两伤，甚或阴竭阳脱；久泻迁延不愈者，则易转为疳证。

二、病因病机

小儿泄泻发生的原因，以感受外邪，内伤饮食，脾胃虚弱为多见。其主要病变在脾胃，因胃主受纳腐熟水谷，脾主运化水谷精微，若脾胃受病，则饮食入胃，水谷不化，精微不布，清浊不分，合污而下，致成泄泻。故《幼幼集成·泄泻证治》说："夫泄泻之本，无不由于脾胃。盖胃为水谷之海，而脾主运化，使脾健胃和，则水谷腐化而为气血以行荣卫。若饮食失节，寒温不调，以致脾胃受伤，则水反为湿，谷反为滞，精华之气不能输化，乃致合污而下降，而泄泻作矣。"

由于小儿具有"稚阴稚阳"的生理特点，以及"易虚易实，易寒易热"的病理特点，且小儿泄泻病情较重时，利下过度，又易于损伤气液，出现气阴两伤，甚至阴伤及阳，导致阴竭阳脱的危重变证。若久泻不止，土虚木旺，肝木无制而生风，可出现慢惊风；脾虚失运，生化乏源，气血不足以荣养脏腑肌肤，久则可致疳证。

三、诊查要点

1. 有乳食不节、饮食不洁、感受外邪等病史。

2. 大便次数增多，每日超过 3～5 次，多者达 10 次以上，呈淡黄色，如蛋花汤样，或黄绿稀溏，或色褐而臭，可有少量黏液。或伴有恶心、呕吐、腹痛、发热、口渴等症。

3. 重症泄泻，可见小便短少，体温升高，烦渴神疲，皮肤干瘪，囟

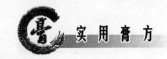

门凹陷，目眶下陷，啼哭无泪等脱水症，以及口唇樱红，呼吸深长，腹胀等酸碱平衡失调和电解质紊乱的表现。

4. 大便镜检可有脂肪球或少量白细胞、红细胞。

5. 大便病原体检查可有轮状病毒等病毒检测阳性，或致病性大肠杆菌等细菌培养阳性。

四、 辨证论治

（一）辨证要点

1. 辨常证、变证

常证：按起病缓急、病程长短分为暴泄、久泻，暴泄多属实，久泻多属虚或虚中夹实。

变证：起于泻下不止，从而变生他病。

2. 辨常证寒、热、虚、实

湿热泻：发病率高，便次多，便下急迫，色黄褐，气秽臭，或见少许黏液，舌苔黄腻。

风寒泻：大便清稀多泡沫，臭气轻，腹痛重，伴外感风寒症状。

伤食泻：有伤食史，纳呆腹胀，便稀夹不消化物，泻下后腹痛减。

脾肾阳虚泄泻：病程长，大便澄澈清冷，完谷不化，阳虚内寒症状显著。

3. 辨变证伤阴伤阳

气阴两伤：精神萎软、皮肤干燥，属重症。

阴竭阳脱：精神萎靡，尿少或无，四肢厥冷，脉微欲绝，属危证。

（二）治疗原则

泄泻治疗，以运脾化湿为基本原则。邪实者，以祛邪为主，或清肠化湿，或祛风散寒，或消食导滞；正虚者，以扶正为要，或健脾益气，或温补脾肾。泄泻变证总属正气大伤，分别治以益气养阴、酸甘敛阴，护阴回阳、救逆固脱。

（三）证治分类

1. 常证

（1）湿热泻

症状：大便水样，或如蛋花汤样，泻下急迫，量多次频，气味秽臭，或见少许黏液，腹痛时作，食欲不振，或伴呕恶，神疲乏力，或发热烦闹、口渴，小便短黄，舌红，苔黄腻，脉滑数，指纹紫。

证机概要：湿热之邪，蕴结脾胃，下注大肠，传化失职。

治法：清肠解毒，利湿止泻。

方药：清热膏。

处方：葛根 6g，苦参 10g，木香 2g。

制法：上药研成细末，混匀密封备用。

用法：每次用量＜6 个月者用 2g，6～12 个月者用 2.5g，＞12 个月者用 3～6g。用时将药末加植物油调成糊状，制成直径约 3 cm 的圆形药饼，敷于脐部，以胶布固定，每日换药 1 次，3 日为 1 个疗程。

——选自《中国民间疗法》2004，12（4）：21—22

（2）风寒泻

症状：大便清稀，夹有泡沫，臭气不甚，肠鸣腹痛，或伴恶寒发热、鼻流清涕、咳嗽，舌质淡，苔薄白，脉浮紧，指纹淡红。

证机概要：风寒客于脾胃，寒凝气滞，中阳被困，运化失职。

治法：疏风散寒，化湿和中。

方药：暖脐膏。

处方：吴茱萸 6g，肉桂 6g，丁香 3g，五倍子 4g，干姜 6g，黑胡椒 5g，制附片 5g。

制法：上药研成细末，混匀密封备用。

用法：每次用量＜6 个月者用 2g，6～12 个月者用 2.5g，＞12 个月者用 3～6g。用时将药末加植物油调成糊状，制成直径约 3 cm 的圆形药饼，敷于脐部，以胶布固定，每日换药 1 次，3 日为 1 个疗程。

——选自《中国民间疗法》2004，12（4）：21—22

（3）伤食泻

症状：大便稀溏，夹有乳凝块或食物残渣，气味酸臭，或如败卵，脘腹胀满，便前腹痛，泻后痛减，腹痛拒按，嗳气酸馊，或有呕吐，不思乳食，夜卧不安，舌苔厚腻，或微黄，脉滑实，指纹滞。

证机概要：本证常有乳食不节史。乳食伤脾，脾失健运，食停不化，蕴蒸腐败。

治法：消食化滞，运脾和胃。

方药：樟脑香砂膏。

处方：樟脑、松香、朱砂、白矾各等份。

制法：上药分别研细末，先研朱砂、白矾，再研樟脑、松香，然后混合均匀，收装瓶内，勿令泄气，三五日后即成膏状。

用法：用时挑少许，捻如绿豆大或黄豆大，置脐中，以膏药覆盖。一般用后6～10小时起效。

——选自《江苏中医》1960（8）：44

（4）脾虚泻

症状：大便稀溏，色淡不臭，多于食后作泻，时轻时重，面色萎黄，形体消瘦，神疲倦怠，舌淡苔白，脉缓弱，指纹淡。

证机概要：本证常由素体脾虚，或暴泻失治迁延而成。

治法：健脾益气，助运止泻。

①处方：党参100g，怀山药100g，炒白术60g，茯苓100g，炒薏苡仁100g，炒白扁豆100g，陈皮30g，砂仁50g，炙甘草30g，焦山楂100g，莲子肉150g。

制法：上药除莲子肉外，其余加水煎煮3次，滤汁去渣，合并滤液，加热浓缩为清膏，莲子肉炖至酥烂捣成泥状，冲入清膏和匀，最后加饴糖200g收膏即成。每次10～20g，每日2次，开水调服。

加减变化：

如有腹痛腹胀者，加木香60g，枳壳100g。

如有久泻不止，而无夹杂积滞者，加煨诃子肉50g，赤石脂100g。

②腹泻膏

处方：白胡椒9g，干姜6g，鲜姜、葱白各适量，香油或豆油500g，铅丹250g。

制法：先将油、白胡椒、干姜、葱白置小锅内浸泡6～8小时，然后加温，直至将上述药物炸枯，将药渣去掉，炼油至滴水成珠，再放入铅丹，边放边搅，待出现大量泡沫呈黑褐色时，取下小锅，取少许膏药至冷水中，以不黏手为度。再放冷水中72小时去火毒，温化后将膏药涂小方纸或纱布上制成200贴。放阴凉处备用。

用法：将膏药温火化开，贴于脐眼。隔日1次。一般每次1贴。个别患者需敷2～3贴。

——选自《赤脚医生杂志》1979（8）：9

（5）脾肾阳虚泻

症状：久泻不止，粪质清稀，澄澈清冷，完谷不化，或见脱肛，形寒肢冷，面色白，精神萎靡，睡时露睛，舌淡苔白，脉细弱，指纹淡。

证机概要：本证常由久泻不止，脾虚泻发展而来。

治法：温补脾肾，固涩止泻。

处方：补骨脂100g，煨诃子肉50g，五味子50g，党参100g，炒白术100g，茯苓100g，吴茱萸50g，芡实250g，莲子肉150g。

制法：上药除芡实、莲子肉外，余药加水煎煮3次，滤汁去渣，合并滤液，加热浓缩为清膏，芡实、莲子肉炖至酥烂捣成泥状，再冲入清膏和匀，最后加饴糖200g收膏即成。每次10～20g，每日2次，开水调服。

加减变化：

如为久泻不止者，加煨诃子肉60g，赤石脂60g。

如为脱肛者，加黄芪100g，枳壳100g，柴胡60 g。

如为畏寒腹痛者，加干姜60g，附子30g。

五、预防调护

（一）预防

1. 注意饮食卫生，食品应新鲜、清洁，不吃变质食品，不要暴饮暴食。饭前、便后要洗手，餐具要卫生。

2. 提倡母乳喂养，不宜在夏季及小儿有病时断奶，遵守添加辅食的原则，注意科学喂养。

3. 加强户外活动，注意气候变化，及时增减衣服，防止感受外邪，避免腹部受凉。

（二）调护

1. 适当控制饮食，减轻脾胃负担。对吐泻严重及伤食泄泻患儿可暂时禁食，注意补充糖盐溶液，以后随着病情好转，逐渐增加饮食量。忌食油腻、生冷及不易消化的食物。

2. 保持皮肤清洁干燥，勤换尿布。每次大便后，要用温水清洗臀部，并扑上爽身粉，防止发生红臀。

3. 密切观察病情变化，及早发现泄泻变证。

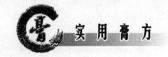

厌　食

一、概述

厌食是小儿时期常见的一种常见病证，临床以较长时期厌恶进食，食量减少为特征。本病可发生于任何季节，夏季暑湿当令之时可使症状加重。各年龄儿童均可发病，以 1～6 岁为多见。城市儿童发病率较高。患儿除食欲不振外，一般无其他明显不适，预后良好，但长期不愈者，可使气血生化乏源，抗病能力下降，而易罹患他症，甚或影响生长发育而转化为疳证。

二、病因病机

本病多由喂养不当、他病伤脾、先天不足、情志失调引起。小儿时期脾常不足，加之饮食不知自调，挑食、偏食，好吃零食，食不按时，饥饱不一，或家长缺少正确的喂养知识，婴儿期喂养不当，乳食品种调配、变更失宜，或纵儿所好，杂食乱投，甚至滥进补品，均易于损伤脾胃。也有原本患其他疾病脾胃受损，或先天禀赋脾胃薄弱，加之饮食调养护理不当而成病。其他病因还有他病失调脾胃受损、先天不足后天失养、暑湿熏蒸脾阳失展、情志不畅思虑伤脾等，均可以形成本病。厌食的病变脏腑在脾胃，发病机理总在脾运胃纳功能的失常。胃司受纳，脾主运化，脾胃调和，则口能知五谷饮食之味。

三、诊查要点

1. 有喂养不当，病后失调，先天不足或情志失调史。
2. 长期食欲不振，厌恶进食，食量明显少于正常同龄儿。
3. 面色少华、形体偏瘦，但精神尚好，活动如常。
4. 除外其他外感、内伤疾病所致的厌食症状。

四、辨证论治

(一)辨证要点
本病应以脏腑辨证为纲，主要从脾胃辨证。

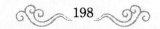

脾运失健：病程短，仅表现纳呆食少，食而乏味，饮食稍多即感腹胀，形体尚可，舌质正常，舌苔薄腻。

脾胃气虚：病程长，食而不化，大便溏薄，并伴有面色少华，乏力多汗，形体偏瘦，舌质淡，苔薄白。

脾胃阴虚：食少饮多，口干舌燥，大便秘结，舌红少津，苔少或花剥。

（二）证治分类

1. 脾失健运

症状：食欲不振，厌恶进食，食而乏味，形体尚可，或伴胸脘痞闷，嗳气泛恶，大便不调，偶尔多食则脘腹饱胀，精神正常，舌淡红，苔薄白或薄腻，脉尚有力。

证机概要：本证为厌食初起表现。乳食不节，喂养不当，脾胃失和，纳化失司所致。

治法：调和脾胃，运脾开胃。

处方：太子参 120g，焦山楂 90g，茯苓 90g，白术 90g，陈皮 90g，枳实 300g，神曲 90g，麦芽 90g，鸡内金 60g。

制法：上药加水煎煮 3 次，滤汁去渣，合并滤液，加热浓缩为清膏。加饴糖 300g，冰糖 200g 收膏即成。每次 10～15g，每日 2 次，开水调服。

加减变化：

如有泛呕欲吐者，加姜半夏 60g，姜竹茹 60g。

如有腹部胀满者，加莱菔子 60g，厚朴 100g。

2. 脾胃气虚

症状：不思饮食，食而不化，大便溏薄夹有不消化食物，面色少华，形体偏瘦，神疲肢倦，舌质淡，苔薄白，脉缓无力。

证机概要：本证多见于脾胃素虚，或脾失健运，迁延失治者。

治法：健脾益气，佐以助运。

处方：党参 90g，茯苓 90g，白术 90g，怀山药 90g，扁豆 90g，砂仁 30g，桔梗 30g，陈皮 60g，莲子肉 100g，芡实 150g。

制法：上药除莲子肉、芡实外，余药加水煎煮 3 次，滤汁去渣，合并滤液，加热浓缩为膏，莲子肉、芡实煮熟至透烂，研碎，调入清膏和匀，最后加蜂蜜 300g，冰糖 200g 收膏即成。每次 10～15g，每日 2 次，开水

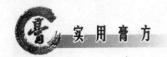

调服。

3. 脾胃阴虚

症状：不思进食，食少饮多，皮肤干燥，大便秘结，小便短黄，甚或烦躁少寐，手足心热，舌红少津，苔少或花剥，脉细数。

证机概要：本证见于温热病后或素体阴虚，或嗜食辛辣伤阴者。

治法：滋脾养胃，佐以助运。

处方：玄参90g，炒麦芽90g，鸡内金60g，麦门冬90g，生地黄90g，沙参90g，石斛90g，玉竹90g，乌梅60g，怀山药90g，甘草20g，黑芝麻100g，饴糖150g，冰糖100g。

制法：上药除黑芝麻外，余药加水煎煮3次，滤汁去渣，合并滤液，加热浓缩为清膏，黑芝麻研碎后，冲入清膏和匀，最后加蜂蜜300g，冰糖200g收膏即成。每次10~15g，每日2次，开水调服。

加减变化：

如有食欲不振者，加山楂100g。

如有大便干结，加火麻仁100g，全瓜蒌60g。

五、 预防调护

(一) 预防

1. 掌握正确的喂养方法，饮食规律有度，饭前勿食糖果饮料，夏季勿贪凉阴冷。根据不同年龄给予富含营养、易于消化、品种多样的食品。母乳喂养的婴儿4个月后应逐步添加辅食。

2. 出现食欲不振症状时，要及时查明原因，采取针对性治疗措施。对病后胃气刚刚恢复者，要逐渐增加饮食，切勿暴饮暴食而致脾胃复伤。

3. 注意精神调护，培养良好的性格，教育孩子要循循善诱，切勿训斥打骂，变换生活环境要逐步适应，防止惊恐恼怒损伤。

(二) 调护

1. 纠正不良饮食习惯，做到"乳贵有时，食贵有节"，不偏食、挑食，不强迫进食，饮食定时适量，荤素搭配，少食肥甘厚味、生冷坚硬等不易消化食物，鼓励多食蔬菜及粗粮。

2. 遵照"胃以喜为补"的原则，先从小儿喜欢的食物着手，诱导开胃，暂不考虑营养价值，待其食欲增进后，再按营养的需要供给食物。

3. 注意生活起居，加强精神调护，保持良好情绪，饭菜多样化，讲究色、香、味以促进食欲。

夜　啼

一、概述

小儿若白天能安静入睡，入夜则啼哭不安，时哭时止，或每夜定时啼哭，甚则通宵达旦，称为夜啼。多见于新生儿及 6 个月内的婴儿。啼哭是新生儿及婴儿的一种生理活动。如饥饿、惊恐、尿布潮湿、衣被过冷或过热等均可引起啼哭。此时若喂以乳食、安抚亲昵、更换潮湿尿布、调整衣被厚薄后，啼哭可很快停止，不属病态。本节主要讨论小儿夜间不明原因的反复啼哭，由于伤乳、发热或因其他疾病而引起的啼哭，应当申因论治，则不属本证范围。

二、病因病机

本病主要因脾寒、心热、惊恐所致。

脾寒腹痛是导致夜啼的常见原因。常由孕母素体虚寒、恣食生冷，胎禀不足，脾寒内生；或因护理不当，腹部中寒；或用冷乳哺食，中阳不振，以致寒邪内侵，凝滞气机，不通则痛，因痛而啼。由于夜间属阴，脾为至阴，阴盛则脾寒愈甚，腹中有寒，故入夜腹中作痛而啼。

若孕母脾气急躁，或平素恣食香燥炙烤之物，或过服温热药物，蕴蓄之热遗于胎儿。出生后将养过温，受火热之气熏灼，心火上炎，积热上扰，则心神不安而啼哭不止。由于心火过亢，阴不能潜阳，故夜间不寐而啼哭不宁。彻夜啼哭之后，阳气耗损，无力抗争，故白天入寐；正气未复，入夜又啼。周而复始，循环不已。

心主惊而藏神，小儿神气怯弱，智慧未充，若见异常之物，或闻特异声响，而致惊恐。惊则伤神，恐则伤志，致使心神不宁，神志不安，寐中惊惕，因惊而啼。

总之，寒则痛而啼，热则烦而啼，惊则神不安而啼，是以寒、热、惊为本病之主要病因病机。

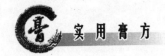

三、诊查要点

婴儿难以查明原因的入夜啼哭不安,时哭时止,或每夜定时啼哭,甚则通宵达旦,但白天如常。临证必须详细询问病史,仔细检查身体,必要时辅以有关实验室检查,排除外感发热、口疮、肠套叠、寒疝等疾病引起的啼哭,以免贻误患儿病情。

四、辨证论治

(一)辨证要点

1. 辨轻重缓急

小儿夜间啼哭,声调一致,白天入睡,无其他直接病因则病情轻,可按脾寒、心热、惊恐辨证论治。若哭声尖厉、持久、嘶哑或无力,昼夜明显差异,多为其他疾病的表现。

2. 辨虚实寒热

哭声响亮而长为实,哭声低弱而短为虚,哭声绵长、时缓时急为寒,哭声清扬、延续不休为热。

(二)治疗原则

因脾寒气滞者,治以温脾行气;因心经积热者,治以清心导赤;因惊恐伤神者,治以镇惊安神。

(三)证治分类——心经积热

症状:啼哭时哭声较响,见灯尤甚,哭时面赤唇红,烦躁不宁,身腹俱暖,大便秘结,小便短赤,舌尖红,苔薄黄,指纹多紫。

证机概要:本证为先天禀受或后天素体蕴热,心有积热,神明被扰乱所致。

治法:清心导赤,泻火安神。

方药:宁心安神膏。

处方:朱砂20g,炒枣仁10g。

制法:上药分别研细末,和匀,以30%二甲基亚砜适量调成软膏状。

用法:每晚取如黄豆大一团,置于市售肤疾宁贴膏中心,贴于患儿膻中穴及双侧涌泉穴,每日换药1次。

——选自《中医外治求新》1998,178

五、 预防调护

（一）预防

1. 要注意防寒保暖，但也勿衣被过暖。

2. 孕妇及乳母不可过食寒凉及辛辣热性食物，勿受惊吓。

3. 不可将婴儿抱在怀中睡眠，不通宵开启灯具，养成良好的睡眠习惯。

（二）调护

1. 注意保持周围环境安静祥和，检查衣服被褥有无异物刺伤皮肤。

2. 婴儿无故啼哭不止，要注意寻找原因，如饥饿、过饱、闷热、寒冷、虫咬、尿布浸渍、衣被刺激等，则要进一步作系统检查，以尽早明确诊断。

汗　证

一、 概述

汗证是指小儿在安静状态下、正常环境中，全身或局部出汗过多，甚则大汗淋漓的一种病证。多发生于5岁以下的小儿。

汗是由皮肤排出的一种津液，汗液能润泽皮肤，调和营卫。小儿由于形气未充，腠理疏薄，加之生机旺盛、清阳发越，在日常生活中，较成人容易出汗。若因天气炎热，或衣被过厚，或喂奶过急，或剧烈运动，出汗更多，而无其他症状，不属病态。小儿汗证有自汗、盗汗之分。睡中出汗，醒时汗止者，称盗汗；不分寤寐，无故汗出者，称自汗。自汗多因阳虚，盗汗多因阴虚。小儿汗证往往自汗、盗汗并见，故在辨别其阴阳属性时还应考虑其他证候。若是维生素D缺乏性佝偻病、反复呼吸道感染、营养不良、结核病、风湿病等患儿有多汗症状者，应以原发病为主结合本病辨证治疗。

二、 病因病机

汗是人体五液之一，是由阳气蒸化津液而来。如《素问·阴阳别论》所说："阳加于阴，谓之汗。"心主血，汗为心之液，阳为卫气，阴为营血，阴阳平衡，营卫调和，则津液内敛。反之，若阴阳脏腑气血失调，营卫不和，卫阳不固，腠理开阖不利，则汗液外泄。小儿汗证的发生，多由体虚所致。其主要病因为禀赋不足，调护失宜。

由此可见，小儿汗证有虚实之分，虚证有肺卫不固、营卫失调、气阴亏损，实证则为湿热迫蒸。

三、诊断要点

1. 小儿在安静状态下，正常环境中，全身或局部出汗过多，甚则大汗淋漓。

2. 寐则汗出，醒时汗止者称盗汗；不分寤寐而出汗者称自汗。

3. 排除风湿热、结核病等传染病引起的出汗。

四、辨证论治

（一）辨证要点
汗证多属虚证。自汗以气虚、阳虚为主；盗汗以阴虚、血虚为主。肺卫不固证多汗以头颈胸背为主，营卫失调证多汗而不温，气阴亏虚证汗出遍身而伴虚热征象，湿热迫蒸证则汗出肤热。

（二）治疗原则
汗证治疗以补虚为其基本治疗法则。肺卫不固者益气固卫，营卫失调者调和营卫，气阴亏虚者益气养阴，湿热迫蒸者治以清化湿热。

（三）分证论治
1. 肺卫不固

症状：以自汗为主，或伴盗汗，以头颈、肩背汗出明显，动则尤甚，神疲乏力，面色少华，平素易患感冒，舌质淡，苔薄白，脉细弱。

证机概要：本证主要见于肺气虚弱，表卫不固者，尤其是平素体质虚弱的小儿。

治法：益气固表。

处方：黄芪 100g，白术 60g，防风 60g，菊花 50g，牡蛎 100g，浮小麦 120g，太子参 100g，黑芝麻 100g，胡桃肉 150g，阿胶 100g。

制法：上药除黑芝麻、胡桃肉外，其余药物加水煎煮 3 次，滤汁去渣，合并滤液，加热浓缩为清膏，再将阿胶加适量黄酒浸泡后隔水炖烊，黑芝麻、胡桃肉研碎后，冲入清膏和匀，最后加蜂蜜 200g，冰糖 100g 收膏即成。每次 10 ～15g，每日 2 次，开水调服。一料服完，可再制一料，直到见效为止。

加减变化：

如是畏寒怕冷者，加桂枝 20g，白芍药 80g。

如是小儿遗尿者，加海螵蛸 60g，益智仁 90g。

如是胃纳不佳者，加焦山楂 60g，谷麦芽各 90g。

2. 气阴亏虚

症状：以盗汗为主，也常伴自汗，形体消瘦，汗出较多，神萎不振，心烦少寐，寐后汗多，或伴低热、口干、手足心热，哭声无力，口唇淡红，舌质淡，苔少或见剥苔，脉细弱或细数。

证机概要：本证多见于病后失调、久病、重病之后气血失调，或素体气阴两虚者。

治法：益气养阴。

处方：党参 80g，白术 80g，太子参 80g，麦门冬 80g，五味子 60g，桂枝 20g，白芍 60g，红枣 50g，生姜 20g，甘草 20g，黑芝麻 100g，胡桃肉 150g。

制法：上药除黑芝麻、胡桃肉外，其余药物加水煎煮 3 次，滤汁去渣，合并滤液，加热浓缩为清膏，黑芝麻、胡桃肉研碎后，冲入清膏和匀，最后加蜂蜜 200g，冰糖 100g 收膏即成。每次 10 ～15g，每日 2 次，开水调服。

加减变化：

如有汗出较多者，加麻黄根 60g，煅牡蛎 200g，浮小麦 120g。

如是容易疲劳者，加黄芪 100g，仙鹤草 100g。

3. 湿热迫蒸

症状：自汗或盗汗，以头部或四肢为多，汗出肤热，汗渍色黄，口臭，口渴不欲饮，小便色黄，色质红，苔黄腻，脉滑数。

证机概要：脾胃湿热内蕴，热迫津液外泄。

治法：清热泻脾。

处方：当归 50g，麦门冬 100g，生地黄 60g，沙参 80g，石斛 60g，五味子 60g，碧桃干 60g，黑芝麻 100g，胡桃肉 100g。

制法：上药除黑芝麻、胡桃肉外，其余药物加水煎煮 3 次，滤汁去渣，合并滤液，加热浓缩为清膏，黑芝麻、胡桃肉研碎后，冲入清膏和匀，最后加蜂蜜200g，冰糖100g收膏即成。每次10～15g，每日2次，开水调服。

加减变化：

如是睡眠不佳者，加合欢皮150g，夜交藤150g。

如是大便干结者，加火麻仁60g。

如是胃纳不佳者，加谷麦芽各90g。

五、预防调护

(一)预防

1. 进行适当的户外活动和体育锻炼，增强小儿体质。

2. 注意病后调理，避免直接吹风。

3. 加强预防接种工作，积极治疗各种急、慢性疾病。

(二)调护

1. 注意个人卫生，勤换衣被，保持皮肤清洁和干燥，拭汗用柔软干毛巾或纱布擦干，勿用湿冷毛巾，以免受凉。

2. 汗出过多致津伤气耗者，应补充水分及容易消化而营养丰富的食物。勿食辛辣、煎炒、炙烤、肥甘厚味。

3. 室内温度湿度要调节适宜。

注意力缺陷多动症

一、概要

注意力缺陷多动症又称轻微脑功能障碍综合征，是一种较常见的儿童时期行为障碍性疾病。以注意力不集中，自我控制力差，活动过多、情绪不稳，冲动任性，伴有学习困难，但智力正常或基本正常为主要特征。本病男孩多于女孩，多见于学龄期儿童。发病与遗传、环境、产伤等有一定关系。该病预后较好，大多数患儿到青春期逐渐好转而痊愈。

本病在古代医籍中未见专门记载，根据其神志涣散、多语多动、冲动不安，可归入"脏躁"、"躁动"证中；由于患儿智能正常或基本正常，但活动过度，注意力集中困难而导致学习成绩下降，故又与"健忘"、"失

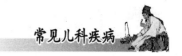

聪"有关。

二、 病因病机

先天禀赋不足，产时或产后损伤，或后天护养不当，病后失养，忧思惊恐过度等为主要发病原因。本病病位涉及心、肝、脾、肾，病理性质为本虚标实，阴虚为本，阳亢、痰浊、瘀血为标。《素问·生气通天论》说："阴平阳秘，精神乃治"，人的精神情志活动正常，有赖于人体阴阳平衡。而人的行为变化，又常呈阴静阳躁，动静平衡必须阴平阳秘才能维持。因此，阴阳平衡失调为本病的主要发病机制。小儿稚阴稚阳，先天禀赋不足，后天失于调护，稍有感触，即易阴阳偏颇，阴虚阳亢，阳动无制。心主血藏神，心阴不足，则心火有余，而现心神不宁，多动不安；肝体阴而用阳，其志怒，肝肾阴虚，肝阳上亢，则致注意力不集中，性情冲动执拗；脾为至阴之脏，性静，脾失濡养，则静谧不足，兴趣多变，言语冒失，心思不定，不能自控；肾为先天之本，肾精不足，脑海不充则神志不聪而善忘。

三、 诊查要点

1. 多见于学龄期儿童，男性多于女性。

2. 注意力涣散，上课时思想不集中，坐立不安，喜欢做小动作，活动过度。

3. 情绪不稳，冲动任性，动作笨拙，学习成绩差，但智力正常。

4. 体格检查动作不协调，翻手试验、指鼻试验、指指试验阳性。

四、 辨证论治

(一) 辨证要点

1. 辨脏腑

在心者：注意力不集中，情绪不稳定，多梦烦躁。

在肝者：易于冲动，好动难静，容易发怒，常不能自控。

在脾者：兴趣多变，做事有头无尾，记忆力差。

在肾者：脑失精明，学习成绩低下，记忆力欠佳，或有遗尿、腰酸乏力等。

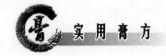

2. 辨阴阳

阴静不足：症见注意力不集中，自我控制力差，情绪不稳，神思涣散。

阳亢躁动：症见动作过多，冲动任性，急躁易怒。

(二) 治疗原则

治疗原则为调和阴阳。肾虚肝亢者，治以滋肾平肝；心脾气虚者，治以补益心脾。病程中见有痰浊、痰火、瘀血等兼证，则佐以化痰、泻火、祛瘀等治法。

(三) 证治分类

1. 肝肾阴虚

症状：多动难静，急躁易怒，冲动任性，难于自控，神思涣散，注意力不集中，难以静坐，或有记忆力欠佳、学习成绩低下，或有遗尿、腰酸乏力，或有五心烦热、盗汗、大便秘结，舌质红，舌苔薄，脉细弦。

证机概要：肾阴亏虚，水不涵木。

治法：滋养肝肾，平肝潜阳。

处方：知母 60g，黄柏 60g，牡丹皮 100g，石菖蒲 60g，煅龙牡各 150g，生地黄 100g，麦门冬 60g，淮小麦 100g，甘草 60g，首乌 60g，仙灵脾 60g，龟板胶 150g，黑芝麻 150g，胡桃肉 250g。

制法：上药除龟板胶、黑芝麻、胡桃肉外，其余药物加水煎煮 3 次，滤汁去渣，合并滤液，加热浓缩为清膏，再将龟板胶加适量黄酒浸泡后隔水炖烊，黑芝麻、胡桃肉研碎后，冲入清膏和匀，最后加饴糖 200g 收膏即成。每次 15～30g，每日 2 次，开水调服。

加减变化：

如多动少睡者，加五味子 100g，酸枣仁 100g。

如急躁易怒者，加焦山栀 60g，制大黄 30g。

2. 心脾两虚

症状：神思涣散，注意力不能集中，神疲乏力，形体消瘦或虚胖，多动而不暴躁，做事有头无尾，言语冒失，睡眠不实，记忆力差，伴自汗、盗汗，偏食纳少，面色无华，舌质淡，苔薄白，脉虚弱。

证机概要：中焦脾虚，气血不足。

治法：养心安神，健脾益气。

处方：党参 100g，黄芪 100g，白术 100g，茯苓 60g，当归 60g，远志 50g，升麻 50g，淮小麦 100g，大枣 60g，甘草 30g，丹参 60g，黑芝麻 150g，胡桃肉 250g。

制法：上药除黑芝麻、胡桃肉外，其余药物加水煎煮 3 次，滤汁去渣，合并滤液，加热浓缩为清膏，黑芝麻、胡桃肉研碎后，冲入清膏和匀，最后加饴糖 300g 收膏即成。每次 15～30g，每日 2 次，开水调服。

加减变化：

如为沉默好哭者，加八月札 60g，合欢皮 100g。

如为遗尿者，加益智仁 60g，桑螵蛸 60g。

五、 预防调护

(一)预防

1. 孕妇应保持心情愉快，营养均衡，禁烟酒，慎用药物，避免早产、难产及新生儿窒息。

2. 注意防止小儿脑外伤、中毒及中枢神经系统感染。

3. 培养儿童有规律的生活，培养良好的生活习惯。

(二)调护

1. 关心、体谅患儿，对其行为及学习进行耐心的帮助与训练，要循序渐进，不责骂、不体罚，稍有进步，给予表扬和鼓励。

2. 训练患儿有规律地生活，不要过于迁就。加强教育，注意管理，防止攻击性、破坏性及危险性行为发生。

3. 保证患儿合理营养，避免食用有兴奋性和刺激性的饮料和食物。

遗　　尿

一、 概述

遗尿俗称尿床，是指 3 周岁以上的小儿睡中小便自遗，醒后方觉的一种病证。正常小儿 1 岁后白天已渐渐能控制小便，随着小儿经脉渐盛，气血渐充，脏腑渐实，知识渐开，排尿的控制与表达能力逐步完善。若 3 岁以后夜间仍不能自主控制排尿而经常遗尿，就是遗尿症。多见于 10 岁以下的儿童。

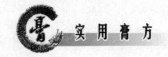

二、 病因病机

遗尿多与膀胱和肾的功能失调有关，其中尤以肾气不足，膀胱虚寒为多见。

肾气不固是遗尿的主要病因，多由先天禀赋不足引起，如早产、双胎、胎怯等，使元气失充，肾阳不足，下元虚冷，不能温养膀胱，膀胱气化功能失调，闭藏失职，不能制约尿液，而为遗尿。

脾肺气虚素体虚弱，屡患咳喘泻利，或大病之后，脾肺俱虚。脾虚运化失职，不能转输精微，肺虚治节不行，通调水道失职，三焦气化失司，则膀胱失约，津液不藏，而成遗尿。若脾虚失养，心气不足，或痰浊内蕴，困蒙心神，亦可使小儿夜间困寐不醒而遗尿。

肝经湿热平素性情急躁，所欲不遂，肝经郁热，或肥胖痰湿之体，肝经湿热蕴结，疏泄失常，且肝之经络环阴器，肝失疏泄，影响三焦水道的正常通利，湿热迫注膀胱而致遗尿。

此外，亦有小儿自幼缺少教育，没有养成夜间主动起床排尿的习惯，任其自遗，久而久之，形成习惯性遗尿。

三、 诊查要点

1. 发病年龄在 3 周岁以上，寐中小便自出，醒后方觉。

2. 睡眠较深，不易唤醒，每夜或隔几天发生遗尿，甚则每夜遗尿 1～2 次以上。

3. 尿常规及尿培养无异常发现。

4. 部分患儿腰骶部 X 线摄片显示隐性脊柱裂。

四、 辨证论治

（一）辨证要点

虚寒者：病程长，体质弱，尿频清长，舌质淡，苔薄滑，或舌有齿印、舌体胖嫩，兼见面白神疲、纳少乏力、肢冷自汗、大便溏薄、反复感冒等症。

湿热者：病程短，体质尚壮实，尿量少、黄臊，舌质红，苔黄，兼见面红唇赤、性情急躁、头额汗多，龂齿夜惊，睡眠不宁，大便干结等症。

（二）治疗原则

以温补下元、固摄膀胱为主要治疗法则，偶需清心安神，或泻肝清热。

（三）证治分类

1. 肺脾气虚

症状：夜间遗尿，日间尿频而量多，易感冒，面色少华，神疲乏力，食欲不振，大便溏薄，舌质淡红，苔薄白，脉沉无力。

证机概要：本证多见于久病失调患儿。由肺脾气虚，治节无权，统摄失职，膀胱失约所致。

治法：补肺健脾，固涩膀胱。

处方：党参 100g，炙黄芪 120g，白术 60g，茯苓 120g，五味子 60g，升麻 60g，生牡蛎 150g，益智仁 100g，桑螵蛸 120g，黑芝麻 100g，胡桃肉 150g。

制法：上药除黑芝麻、胡桃肉外，其余药物加水煎煮 3 次，滤汁去渣，合并滤液，加热浓缩为清膏，黑芝麻、胡桃肉研碎后，冲入清膏和匀，最后加蜂蜜 300g 收膏即成。每次 10～20g，每日 2 次，开水调服。

加减变化：

如是自汗畏风者，加浮小麦 120g，防风 60g。

如是大便溏薄者，加葛根 100g，怀山药 100g。

2. 肾气不足

症状：每晚尿床 1 次以上，小便清长，面白少华，神疲乏力，肢冷畏寒，或智力较同龄儿稍差，舌质淡，苔白滑，脉沉无力。

证机概要：本证由肾气不足，下焦虚寒，膀胱失约而致。

治法：温补肾阳，固涩小便。

处方：党参 100g，炙黄芪 100g，益智仁 60g，怀山药 100g，炒白术 100g，桑螵蛸 60g，覆盆子 60g，金樱子 60g，菟丝子 60g，山茱萸 100g，赤石脂 90g，乌药 50g，煅牡蛎 150g，炙甘草 20g，蚕茧 90g，黑芝麻 100g，胡桃肉 150g。

制法：上药除黑芝麻、胡桃肉外，其余药物加水煎煮 3 次，滤汁去渣，合并滤液，加热浓缩为清膏，黑芝麻、胡桃肉研碎后，冲入清膏和匀，最后加冰糖 300g 收膏即成。每次 10～15g，每日 2 次，开水调服。

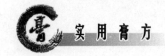

加减变化：

如有畏寒肢冷者，加附子 60g，桂枝 30g。

如有腰酸耳鸣者，加杜仲 100g，菖蒲 60g。

五、 预防调护

（一）预防

1. 勿使患儿白天玩耍过度，睡前不要饮水太多。

2. 幼儿每晚按时唤醒排尿，逐渐养成自控的排尿习惯。

（二）调护

1. 夜间遗尿后要及时更换裤褥，保持干燥及外阴部清洁。

2. 白天可饮水，晚餐不进稀饭、汤水，睡前尽量不喝水，中药汤剂也不宜晚间服。

3. 既要严格要求，又不能打骂体罚，消除紧张心理，积极配合治疗。

性 早 熟

一、 概述

性早熟是指女孩在 8 岁以前、男孩在 9 岁以前，出现青春期特征即第二性征的一种内分泌疾病。性征与真实性别一致者为同性性早熟，不一致者为异性性早熟。性早熟因引发原因不同而分为中枢性（真性）和外周性（假性）性早熟两种。真性性早熟中无特殊原因可查明者，称为特发性真性（体质性）性早熟。真性性早熟发病率有逐渐上升的趋势。男女发病率之比为 1∶4，80%～90% 的女性患儿为特发性真性性早熟，而男孩真性性早熟属特发性者仅约 40%，故对男孩性早熟尤应注意探查原发疾患。

二、 病因病机

本病的发生多因疾病，过食某些滋补品、含生长激素合成饲料喂养的禽畜类食物，或误服某些药物，或情志因素，使阴阳平衡失调、阴虚火旺、相火妄动、肝郁化火，导致"天癸"早至。其病变部位主要在肾、肝二脏。

现代研究认为，真性性早熟是由下丘脑—垂体—性腺轴提前发动，功能亢进所致，可导致生殖能力提前出现。假性性早熟是由于内源性或外源性性激素的作用，导致第二性征提前出现，患儿并不具备生殖能力。

三、诊查要点

1. 临床表现：女孩 8 岁以前，男孩 9 岁以前，出现第二性征。一般女孩先有乳房发育，继之阴道分泌物增多，阴毛随同外生殖器的发育而出现，最后月经来潮和腋毛出现。男孩表现为过早的阴茎和睾丸同时增大，以后可有阴茎勃起，出现阴毛、痤疮和声音低沉，甚至可有精子成熟并夜间遗精，体力较一般同龄儿强壮。

2. 实验室检查：①血清性激素水平测定，促性腺素释放激素（GnRH）试验，促卵泡激素（FSH）、促黄体素（LH）、雌二醇（E2）、血浆睾丸酮等，其含量随性早熟的发展而明显增高。②X 线摄片，手腕骨正位片显示骨龄成熟超过实际年龄，与性成熟一致。③阴道脱落细胞涂片检查，观察阴道脱落细胞成熟度是诊断体内雌激素水平高低简单可靠的方法，是衡量雌激素水平的活性指标，也是诊断和鉴别真假性早熟的重要依据，它比血清雌激素测定更稳定、更可靠。④盆腔 B 超，了解患儿子宫、卵巢的发育。

四、辨证论治

（一）辨证要点
虚者：肾阴不足，证见潮热盗汗，五心烦热，舌红苔少，脉细数。
实者：肝郁化火，证见心烦易怒，胸闷叹息，舌红苔黄，脉弦细数。

（二）治疗原则
性早熟的治疗原则以滋阴降火，疏肝泄火为主。

（三）分证论治

1. 阴虚火旺

症状：女孩乳房发育及内外生殖器发育，月经提前来潮；男孩生殖器增大，声音变低沉，有阴茎勃起。伴颧红潮热，盗汗，头晕，五心烦热，舌红苔少，脉细数。

证机概要：系小儿阴阳平衡失调，肾阴不足，相火偏旺所致。

治法：滋阴降火。

处方：知母 60g，黄柏 60g，生地黄 100g，怀山药 100g，牡丹皮 100g，泽泻 100g，炙龟板 150g，炒麦芽 120g，玄参 100g，黑芝麻 150g，胡桃肉 250g，夏枯草 120g，阿胶 150g。

制法：上药除阿胶、黑芝麻、胡桃肉外，其余药物加水煎煮 3 次，滤汁去渣，合并滤液，加热浓缩为清膏，再将阿胶加适量黄酒浸泡后隔水炖烊，黑芝麻、胡桃肉研碎后，冲入清膏和匀，最后加冰糖 300g 收膏即成。每次 15～30g，每日 2 次，开水调服。

加减变化：

如有阴道出血者，加炒黄芩 100g，白茅根 120g。

如有大便干结者，加制大黄 60g，全瓜蒌 120g。

如有乳房有硬结者，加夏枯草 100g，橘核 100g。

2. 肝郁化火

症状：女孩乳房及内外生殖器发育，月经来潮；男孩阴茎及睾丸增大，声音变低沉，面部痤疮，有阴茎勃起和射精。伴胸闷不舒或乳房胀痛，心烦易怒，嗳气叹息，舌红苔黄，脉弦细数。

证机概要：肝经郁滞，日久化火所致。

治法：疏肝解郁，清心泻火。

处方：生地黄 120g，知母 100g，炙龟板 120g，玄参 120g，夏枯草 100g，黄柏 80g，郁金 60g，柴胡 60g，海藻 100g，昆布 100g，生麦芽 120g，当归 100g，赤芍 100g，白芍 100g。

制法：上药加水煎煮 3 次，滤汁去渣，合并滤液，加热浓缩为清膏，再加蜂蜜 300g 收膏即成。每次 15～30g，每日 2 次，开水调服。

加减变化：

如乳房有硬块者，加象贝母 100g，橘核 600g。

如为郁郁寡欢者，加合欢皮 150g，香附 100g。

如有夜寐不安者，加酸枣仁 100g，远志 60g。

五、预防调护

(一) 预防

1. 幼儿及孕妇禁止服用含有性激素类的滋补品，如人参蜂王浆、鹿茸、新鲜胎盘、花粉等，以预防假性性早熟的发生。

2. 儿童不使用含激素的护肤品。

3. 不食用含生长激素合成饲料喂养的禽畜类食物。

4. 哺乳期妇女不服避孕药。

（二）调护

对患儿及家长说明特发性性早熟发生的原因，解除其思想顾虑。提醒家长注意保护儿童，避免遭受凌辱，造成身心创伤。

流行性腮腺炎

一、概述

流行性腮腺炎是由感受风温邪毒（腮腺炎病毒）引起的小儿常见急性呼吸道传染病，临床以发热、耳下腮部漫肿疼痛为特征。中医学称为痄腮。本病一年四季都可发生，以冬春季节多见，传染性强，主要通过呼吸道传播，可造成小范围流行。本病多发生于 3 岁以上儿童，以学龄期和青少年发病率较高。预后大多良好，少数患儿因素体虚弱或邪毒炽盛，可见邪陷心肝、毒窜睾腹之变证。感染本病后可获终身免疫。

二、病因病机

本病的病因为感受风温邪毒。在气候变化，冷暖失常，腮腺炎流行期间容易发生本病。当小儿正气不足、抗病能力低下时，风温邪毒乘虚侵袭机体，发为痄腮。

本病的病变部位主要在足少阳胆经，病情严重者亦可累及足厥阴肝经。病机为邪毒壅阻足少阳经脉，与气血相搏，凝聚于耳下腮部。

足少阳胆经起于目外眦，上抵头角，绕耳而行于身之两侧，止于两足无名指端。风温邪毒自口鼻而入，侵犯少阳经脉，循经上攻，与气血相搏，凝滞于耳下腮颊，则腮部漫肿疼痛。少阳与厥阴互为表里，病则相互传变。足厥阴肝经之脉，循少腹络阴器，若感邪较重，正不胜邪，邪毒内窜睾腹，则睾丸肿痛，或脘腹疼痛；邪毒内陷厥阴，扰动肝风，蒙蔽心包，则见高热、昏迷、惊厥等。

总之，本病是由风温邪毒壅滞足少阳经脉所致。临床由于小儿体质强弱、感邪轻重、病情深浅之不同，而有邪犯少阳、热毒蕴结之区别。若邪

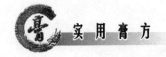

毒炽盛，正不胜邪，则可见邪毒内陷心肝、内窜睾腹之变证。

三、诊查要点

1. 腮腺炎流行期间，发病前 2～3 周有流行性腮腺炎接触史。

2. 初病时可有发热。腮腺肿大以耳垂为中心，向前、后、下扩大，边缘不清，触之有弹性感、疼痛感。常一侧先肿大，然后对侧亦出现肿大。腮腺管口可见红肿，或同时有颌下腺肿大。

3. 常见并发症有睾丸炎、卵巢炎、胰腺炎等，也有并发脑膜炎者。

4. 血相检查：血白细胞总数正常或降低，继发细菌感染者血白细胞总数及中性粒细胞均增高。

5. 血清和尿淀粉酶测定：血清及尿中淀粉酶活性与腮腺肿胀相平行，2 周左右恢复至正常。

6. 病原学检查：从患儿唾液、脑脊液、尿或血中可分离出腮腺炎病毒。用补体结合试验或 ELISA 法检测抗 V 和抗 S 两种抗体，抗 S 抗体在疾病早期的阳性率为 75%，可作为急性感染的证据，6～12 个月逐渐下降消失，病后 2 年达最低水平并持续存在。

四、辨证论治

（一）辨证要点

常证：发热、耳下腮肿，但无神智障碍，无抽搐，无睾丸肿痛或少腹疼痛者。

变证：高热不退，神识昏迷，反复抽风，或睾丸胀痛，少腹疼痛者。

（二）治疗原则

本病以清热解毒，软坚散结为基本治则。常证属邪犯少阳者，治以疏风清热，散结消肿；属热毒壅盛者，治以清热解毒，软坚散结。变证属邪陷心肝者，治以清热解毒，熄风开窍；属毒窜睾腹者，治以清肝泻火，活血止痛。

（三）证治分类

1. 常证

（1）邪犯少阳

症状：轻微发热恶寒，一侧或双侧耳下腮部漫肿疼痛，咀嚼不便，或头痛，咽红，纳少，舌质红，苔薄白或薄黄，脉浮数。

证机概要：本证见于感邪较轻或疾病初起的轻证。风温邪毒初侵卫表，卫表失和所致。

治法：疏风清热，散结消肿。

方药：

①红消炎膏

处方：红硇砂45g，芒硝、硼砂各10g，雄黄15g，朱砂60g，冷霜适量。

制法：先将前五味药共研细末，过120目筛，然后与冷霜按等量递增法充分搅拌均匀，膏色桃红。

用法：根据病变范围大小，取适量红消炎膏摊贴局部，每1～2日换药1次，至愈为度。

——选自《中医外治杂志》1995，4（6）：26

②复方丝瓜膏

处方：丝瓜（鲜者用量加倍）、虎杖、赤小豆各等份。

制法：上药共研细末，用鸡蛋清适量调成膏状。外敷患腮，每日换药1次。

——选自《中医外治杂志》2003，12（6）：37

③复方泽漆膏

处方：鲜泽漆（俗称猫儿眼）1000g，鲜地丁50g，金银花30g。

制法：将上药洗净切碎，加水2000ml，煮沸30分钟后过滤去渣，收取滤液1200ml，再用文火浓缩至膏状（浓缩液滴水成珠而有光亮色泽为度），加冰片0.5g，调匀装瓶密封。

用法：将药膏摊在厚白布上，视腮腺肿大的范围贴药，隔日换药1次。

——选自《中级医刊》1985（2）：21

④自制仙人掌膏

处方：仙人掌。

制法：取新鲜仙人掌，洗净去除毛刺，再冲洗沥干后用绞肉机粉碎加适量蛋清、糯米粉，充分调和均匀后，置于搪瓷缸内加盖保存于冰箱中冷藏备用。

用法：外用取仙人掌膏适量，均匀平摊在敷料上，贴敷大小视腮肿的大小而定，一般外周超过腮肿边缘0.5cm，每日更换2剂。温毒在表者给予银翘散加减，热毒蕴结者给予普济消毒饮加减。

——选自《中医外治杂志》2004，13（2）：47

（2）热毒蕴结

症状：高热，一侧或双侧耳下腮部肿胀疼痛，坚硬拒按，张口咀嚼困难，头痛呕吐，烦躁不安，口渴欲饮，咽红肿痛，颌下肿块胀痛，纳少，小便短赤，大便秘结，舌红，苔黄，脉滑数。

证机概要：本证见于感邪较重，或轻证失治，邪毒入里化火者。

治法：清热解毒，软坚散结。

方药：

①清腮化瘰油膏

处方：黄芪、板蓝根、蒲公英、夏枯草、荆芥穗、山慈菇、猫爪草、全蝎、白薇、当归、玄参、栀子各50g。乳香、没药、血竭、儿茶、马钱子、生穿山甲、海藻、昆布、煅牡蛎、陈皮、枳壳各20g，干蟾蜍1只，铅丹440g，香油1 000g。

制法：药物配齐后，将乳香、没药、血竭、儿茶、煅牡蛎研细粉单放；其余药物放入盛有1 000g香油的锅中，浸泡12小时，文火煎炸，不断用槐枝搅拌，将药物炸枯，表面呈深褐色时，过滤去渣；继续煎熬药油，至滴水成珠时，徐缓下丹，同时不停地向一个方向搅拌，待白烟除尽时，将乳香、没药、血竭、儿茶、牡蛎粉放入搅拌，同时取少量滴入凉水中成珠，以不粘手为度。然后将药膏倒入冷水中，不断搅拌使成带状，凝结后反复捏揉成团块，再置冷水中浸泡去其火毒，每日换水1次，1周后取出，阴干表面水分，隔火烊化，摊布中备用。

用法：先将膏药微火烤热，每个病变部位贴敷1张，每3日换药1次。

——选自《中医外治杂志》1999，8（1）：52

②大黄芒硝膏

处方：大黄、芒硝、赤小豆各100g，白矾20g，凡士林300g。

制法：上药共研细末，过80目筛，将凡士林加温熔化与药粉调匀为膏。

用法：视肿面大小，将药膏摊在敷料上，贴于患部，用胶布或绷带固定，每日 1 换，连续使用 3～5 日。

——选自《四川中医》1985（5）：6

③六神仙人膏

处方：六神丸，仙人掌，风油精，凡士林。

制法：先将六神丸研成细末，再与仙人掌按 1：2 比例同捣如泥状，加少许风油精及凡士林调和，根据患儿腮腺肿胀范围制成厚约 1cm 药饼，置于塑料布或油纸上面。

用法：用时敷于患处，药膏面积略大于病灶部位。每日 1 次，重者每日 2 次，并根据发病部位外敷对侧涌泉穴，病灶在左敷于右，病灶在右敷于左。

——选自《中医外治杂志》2000，9（4）：45

④芙黄软膏

处方：芙蓉叶、生大黄、赤小豆各等份。

制法：上药研极细末，以凡士林调成 40% 软膏。

用法：按肿胀范围，将软膏摊于消毒纱布上敷贴患处，每日更换 1 次。

——选自《中医外治求新》人民卫生出版社，1998，191

⑤发泡拔毒膏

处方：斑蝥、雄黄、白矾各 30g，蟾酥 10g。

制法：上药研末，备用。

用法：取少许，约 0.1～0.3g，放黑膏药中心，贴腮腺肿部位最高处，24 小时除去。

——选自《陕西中医》1991，8

2. 变证

（1）邪陷心肝

症状：高热，耳部腮下肿痛，坚硬拒按，神昏，嗜睡，项强，反复抽搐，头痛，呕吐，舌红苔黄，脉弦数。

证机概要：感邪较重，正不胜邪，邪毒内陷厥阴，引动肝风，蒙蔽心窍。

治法：清热解毒，熄风开窍。

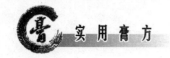

方药：

①朱黛膏

处方：朱砂、青黛各 15g，凡士林 50g。

制法：朱砂先加少量乙醇研成粉末状，凡士林加热熔化后将两药加入混匀，再以 3％的比例加入氮酮反复搅匀即得。

用法：视腮肿范围大小，取朱黛膏适量，摊涂在中间衬有油纸的敷料上，贴于肿胀部位，面积要略大于腮肿区，每日换药 1 次，至肿消为止。

——选自《中医外治杂志》1996，5（2）：43

②猪胆膏

处方：猪胆汁适量。

制法：日晒成膏状。

用法：摊厚布或纸上，敷贴患处，胶布固定，每日 1 次，连用 2 日。

——选自《吉林中医药》1981（2）：40

（2）毒窜睾腹

症状：腮腺肿胀渐消时，一侧或双侧睾丸肿胀疼痛，或少腹疼痛，脘腹疼痛，痛处拒按，舌红苔黄，脉数。

证机概要：邪毒内传厥阴肝经，蕴结睾腹，气血瘀阻。

治法：清肝泻火，活血止痛。

方药：

①太乙膏

处方：生地、大黄、玄参、赤芍、当归、白芷、肉桂、土鳖虫各 25g，血余炭 12g，鲜槐枝、鲜柳枝各 30g，铅丹 200g，阿魏 4g，轻粉 5g，乳香、没药各 10g（后 5 味研细末），麻油 1 000g。

制法：将前九味药及鲜槐柳枝和芝麻油倒入铁锅内，慢火熬至药枯为度，滤净药渣，将铅丹徐徐投入油中，用槐棍搅拌，火稍加大。熬至先冒青烟后变白烟，气味香馥时即停火。冷却至烟尽，将后四味药末搅匀溶于膏内，将膏倒入冷水中，药膏不烫手时趁温把膏捻成条状，直径 1.5cm，切成块，每块 8g，撒适量滑石粉防粘备用。

用法：视腮腺肿块面积大小，用太乙膏 1～2 块稍加温，手沾水均摊于干净布上，厚约 0.2cm，外敷患处。隔 3～4 日换膏药，颈、颈下淋巴结炎者也可用此膏外敷。一疗程为 4～8 日。发热 38℃以上者口服退热药。并发睾丸炎配合抗生素等药治疗，并发脑膜炎参照病毒性脑炎抢救。除上述情况外，均停用中西药物。

——选自《中医外治杂志》1996，5（3）：24

②愈创膏

处方：板蓝根 50g，山慈菇 50g，皂角刺 50g，夏枯草 60g，当归 60g，血竭 20g，穿山甲 30g，铅丹 455g，麻油1 000g。

制法：血竭研末备用，余药放入麻油中浸泡 3 日，文火煎炸，药呈金黄色时，捞枯去渣，细绢过滤，余油继续大火煎熬，至滴水成珠时，离火下铅丹，同时用柳枝不停地向一个方向搅动，待膏成时将血竭末加入，搅匀即成，摊于纸上或布上备用，每贴含生药 3g。

用法：耳后压痛点、腮部肿痛处酒精消毒，膏药用 45℃～55℃微温加热后，贴敷患处，每日换药 1 次，除出现并发症者配合抗菌消炎药外，治疗期间停用一切药物。

——选自《中医外治杂志》2001，10（5）：51

③金太膏

处方：麝香 3g，冰片 36g，紫草 60g，牡丹皮 60g。

制法：将紫草、牡丹皮放清油3 000g，浸泡 7 日，用文火煎炸至药物变枯黑为度，过滤去渣，再入铅丹1 000g，蜡 500g，熬至滴水成珠。待油温降至 100℃以后，再入制备好的麝香、冰片粉末，搅匀成膏备用，采用厚实均匀、消毒无菌的牛皮纸，铺成边长为 7cm 大小的正方形，将制备好膏药按每贴 10g，直径约 5cm，平摊在牛皮纸中央。

用法：将金太膏略加温后贴于患处固定，范围大者可增加金太膏数量，要求将患处全部覆盖，每日更换 1 次，连用 5 日为 1 个疗程。

——选自《中医外治杂志》2004，13（4）：51

五、 预防调护

（一）预防

1. 本病流行期间，易感儿应尽量不去公共场所，对疑似患儿宜及早进行隔离观察，并服用板蓝根冲剂，每次 1 包，每日 3 次，连用 3～5 日。

2. 未患过本病的儿童，可给予免疫球蛋白。

3. 出生后 14 个月给予腮腺炎减毒活疫苗接种。

（二）调护

1. 患病期间，应进行隔离治疗，直至腮肿完全消退后 3 日为止。患儿的衣被、用具等物品均应煮沸消毒。居室用食醋加水熏蒸，每次 30 分钟，每日一次，进行空气消毒。

2. 患儿应卧床休息直至热退，并发睾丸炎者适当延长卧床休息时间。保持口腔清洁，每次餐后可用淡盐水或漱口液清洗口腔。

3. 给易消化、清淡流质饮食或软食为宜，忌吃酸、硬、辣等刺激性食物。每餐后用生理盐水或 4% 硼酸溶液漱口或清洗口腔，以保持口腔清洁。

4. 高热、头痛、嗜睡、呕吐者密切观察病情，及时给予必要的处理。睾丸肿大痛甚者，局部可给予冷湿敷。并用纱布做成吊带，将肿胀的阴囊托起。

百 日 咳

一、概述

百日咳是由于感受时行疫毒（百日咳杆菌）引起的急性呼吸道传染病，临床以阵发性痉挛性咳嗽，咳后伴有特殊的鸡鸣样吸气性吼声为特征。中医学称为"顿咳"，或"顿嗽"。因其传染性强，有又"疫咳"、"天哮呛"之称。

本病一年四季均可发生，尤以冬春两季多见。小儿肺常不足，易于感受百日咳时邪。5 岁以下婴幼儿最易发病，年龄愈小，病情愈重。10 岁以上儿童较少发病。本病病程较长，如不及时治疗，可持续 2～3 月以上。重症或体弱婴儿因体禀不足，正气亏虚，若痰热壅盛，闭阻于肺，易并发肺炎咳嗽；若痰热内陷心包，则可致昏迷、抽搐等变证。近年来，由于广泛开展百日咳菌苗预防接种，百日咳发病率已大为下降。

二、病因病机

本病病因为感受百日咳时邪所致。百日咳时邪侵袭肺卫，肺气失宣，卫表失和，故初咳期表现与感冒相似。若邪袭肺卫不解，疫邪化火，灼津成痰，痰热胶结，深伏肺之气道，致肺失清肃，气逆上冲，则进入痉咳期。痉咳期以痉咳阵作，连连不已，必待胶结之痰吐出，气道通畅后方能暂时缓解为特征。本期若气逆犯胃则呕吐；气逆犯肝则两胁作痛；气逆犯心，心火上炎则舌下生疮；气逆化火伤络则衄血、痰中带血等。肺为水之上源，与大肠相表里。肺失治节，大肠、膀胱失约，则见二便失禁、面目浮肿等。病之后期，邪气渐退，正气已虚，正虚邪恋，故出现气阴耗伤或肺脾气虚证候。

总之，本病病变部位主要在肺，病情严重者常涉及心、肝、胃、大肠、膀胱等。痰热互结，深伏气道，肺失清肃为其主要病机。年幼或体弱儿罹患此病时，由于不耐痰热侵扰，易在痉咳期发生变证。如痰热炽盛，闭阻肺气，则出现壮热咳喘、痰壅气急之肺炎喘嗽；若痰热内陷心肝，扰神动风，则可见神昏、抽搐之变证。

三、 诊查要点

1. 流行病学：未接种百日咳疫苗，有百日咳接触史。

2. 临床表现：体征表现为发病初期感冒症状逐渐减轻，而咳嗽反增；阵发性痉咳，咳嗽末有鸡鸣样吸气性回音，日轻夜重；面目浮肿，目睛出血，舌系带溃疡。

初咳期从发病至出现痉咳，约1～2周。早期类似感冒，可有发热、咳嗽、流涕等，2～3天后热退，鼻塞、流涕渐消失，但咳嗽加重，并逐渐发展为日轻夜重的阵发性痉咳。

痉咳期从痉咳开始至痉咳停止，持续约2～4周。阵发性痉挛性咳嗽为本期特征，每次咳嗽十几声至数十声，咳嗽末有鸡鸣样吸气性回音。如此反复，并常咳出黏稠痰液或将为内容物吐出后咳嗽暂时缓解。痉咳时，患儿两眼圆睁，面赤腰曲，牵引两胁，颈引舌伸，屈肘握拳，涕泪交流。痉咳久后，颜面眼皮浮肿，目睛出血，或痰中带血，舌下系带因舌体外伸反复摩擦而发生溃疡。新生儿及小婴儿则常发生呛咳憋气，唇青面紫，二便失禁，甚则惊厥抽搐，但可不出现典型痉咳症状。

恢复期从痉咳开始消失至咳嗽停止，约2～3周。此期痉咳减轻，次数减少，逐渐痊愈。有些病例在恢复期或病愈后，因烟熏、冷空气等刺激或感冒时，又可引起痉咳。

3. 部分患儿可有合并症，如肺炎、脑病。好发于年龄幼小、病情严重及体弱儿童。

肺炎：多因合并细菌感染。症见发热持续不退，咳嗽气促，甚则呼吸困难，口唇发绀，肺部可闻及湿罗音，或呼吸音减低等。

脑病：因百日咳杆菌内毒素引起中毒性脑病，出现脑水肿。症见头痛呕吐，抽搐昏迷，严重者深度昏迷、反复抽搐、瞳孔不等大、对光反射迟钝或消失、呼吸微弱。但在病程中也有因痉咳剧烈，造成脑缺血或脑出血所致抽搐昏迷者。

4. 实验室检查：

血相：初咳期末和痉咳期白细胞总数升高，可达（20～40）×10⁹/L，淋巴细胞升高达 60%～80%。并发肺炎者，白细胞总数升高，淋巴细胞相对减少。

细菌培养：用咳喋法或鼻咽拭子细菌培养，有百日咳杆菌生长。在疾病第一周阳性率高达 90%，以后降低。

荧光抗体检查：鼻咽拭子涂片作直接荧光抗体染色阳性。

血清学检查：用酶联免疫法检测患儿血清中百日咳特异性 IgM、IgG、IgA 抗体，有早期诊断价值。

四、辨证论治

（一）辨证要点

1. 初咳期邪犯肺卫，辨风寒、风热

风寒：咳嗽痰稀色清，鼻流清涕者。

风热：咳嗽痰黄质稠，鼻流浊涕者。

2. 痉咳期痰阻肺络，辨痰火、痰浊

痰火伏肺：痉咳痰黄稠难咯，目赤，鼻衄，舌红。

痰浊阻肺：痉咳痰稀色清易咯，舌淡质润，苔白。

3. 恢复期邪去正伤，辨阴虚、气虚

阴虚：干咳痰少，音哑，低热，口干。

气虚：咳而无力，痰稀，自汗，神疲。

（二）治疗原则

本病治疗当以涤痰清火，泻肺降逆为原则。初咳期邪在肺卫，治宜温散祛寒宣肺，疏风清热宣肺为主；痉咳期痰热胶结气道，治宜泻肺清热，涤痰降气；恢复期邪去正虚，治宜养阴润肺，益气健脾。本病虽以痉咳不已为主症，但敛肺之品不可妄用，以防留邪为患。

(三) 证治分类

1. 邪犯肺卫

症状：鼻塞流涕，咳嗽喷嚏，或有发热，2～3 天后咳嗽逐渐加剧、日轻夜重，痰稀白量少，或稠黄难以咯出，咳声不畅，但未出现典型痉咳，舌苔薄白或薄黄，脉浮。

证机概要：本证为初咳期表现。时行疠气，侵犯肺卫，肺气失宣，卫表失和。

治法：疏风祛邪，宣肺止咳。

方药：止咳膏。

处方：大戟、芫花、干姜、地肤子、甘遂、细辛、白芥子各 160g，洋金花 320g。

制法：将前四味药放入锅内，加水煎熬 3 次，混合过滤，浓缩成膏状，与甘遂、细辛、白芥子研成的细末搅拌晾干，干后再研成细末备用；制时将炼麻油 560g，净松香 1 000g 混匀，熬炼至滴水成珠，待药温降低时掺入以上药末，搅匀，摊成 1 000 张膏药，每张膏药大小约 4cm×4cm。

用法：将膏药加温，贴于第 1、3、5 胸椎棘突两侧，每侧贴 3 张，4 日后揭去，间隔 3～5 日再贴 1 次，一般贴 1～3 次。

——选自《赤脚医生杂志》1975，3

2. 痰火阻肺

症状：阵发性痉咳不已，日轻夜重，咳后伴有深吸气样鸡鸣声，吐出痰涎及食物后痉咳暂止，但不久又复发作。轻则昼夜痉咳 5～6 次，重症多达 40～50 次。每次痉咳多出于自发，有些外因，如进食、用力活动、闻到刺激性气味、情绪激动时常易引起发作。一般痉咳 3 周后，可伴有目睛红赤，两胁作痛，舌系带溃疡。舌质红，苔薄黄，脉数。

证机概要：本证为痉咳期表现。疫邪化火生痰，痰火胶结，深伏肺之气道，肺失清肃，气逆冲上。

治法：泻肺清热，涤痰镇咳。

方药：百部黄连膏。

处方：百部、黄连、白及、麻黄、矮脚茶、甘草各 90g，芦根 180g。

制法：每 500g 药中加 1 500g 麻油（棉油、菜油亦可），煎枯去渣，每

500g 加铅丹 180g，按常规熬制膏药的方法制成备用。

用法：取气户、库房（双）、身柱穴，每穴贴药膏一张，每 4 日更换 1 次。

——选自《中草药通讯》1978，（9），40

五、预防护理

（一）预防

1. 按时接种百白破三联疫苗。

2. 易感儿在疾病流行期间避免去公共场所。

3. 发现百日咳患儿要及时隔离 4～7 周。

4. 与百日咳患者有接触史的易感儿应观察 3 周，并服中药预防，如鱼腥草或鹅不食草，任选一种，15～20g，水煎，连服 5 天。

（二）调护

1. 患儿居室空气新鲜，但又要防止受凉，避免烟尘、异味刺激，诱发痉咳。

2. 患儿要注意休息，保证充足睡眠，保持心情愉快，防止精神刺激、情绪波动。

3. 饮食富营养易消化，避免煎炸辛辣酸咸等刺激性食物。宜少食多餐，防止剧咳时呕吐。幼小患儿要注意防止呕吐物呛入气管，避免引起窒息。

夏 季 热

一、概述

夏季热又称为暑热症，是婴幼儿在数天发生的特有的季节性疾病，临床以长期发热、口渴多饮、多尿、少汗或汗闭为特征。

本病多见于 6 个月至 3 岁的婴幼儿，5 岁以上者少见。我国南方如华东、中南、西南等气候炎热地区多见。发病集中在 6、7、8 三个月，并与气温升高、气候炎热有密切关系，气温愈高，发病愈多，且随着气温升高而病情加重。秋凉以后，症状多能自行消退。本病发病率有所下降，病情也有减轻趋势，不典型病例增加。

二、病因病机

发病原因主要与小儿体质因素有关。有因小儿先天禀赋不足，如早产儿、未成熟儿，肾气不足者；有因后天脾胃不足，发育营养较差，脾胃虚弱者；有因病后体虚，气阴不足者，入夏后不能耐受暑热气候的熏蒸，易患本病。

暑性炎热，易耗伤津液。小儿冒受暑气，蕴于肺胃，灼伤肺胃之津，津亏内热炽盛，故发热、口渴多饮；又暑易伤气，气虚下陷，气不化水，则水液下趋膀胱，而出现尿多清长；又肺津为暑热所伤，肺主清肃，外合皮毛腠理，司开合，津气两亏，水源不足，水液无以敷布，则腠理闭塞，故见少汗或汗闭；汗与小便，都属阴津，异物而同源，所以汗闭则尿多，尿多则津伤，津伤则必饮水自救，因而形成汗闭、口渴多饮、多尿的证候。

根据暑易伤津、耗气、夹湿等特点，以及小儿体禀有肺胃阴亏或脾肾阳虚等因素，因此在疾病的发生与发展中，其病机与转归各有不同。疾病初起，暑热多伤津伤气，而易出现肺胃气阴两伤证；疾病迁延，或素体脾肾虚弱，外为暑气熏蒸，内则真阳不足，则易出现热淫于上，阳虚于下的"上盛下虚"证。

本病虽发生于夏季，但无一般暑邪致病而入营入血、内陷心肝的传变规律。本病为"暑气熏蒸"而致，多无急性变化，至秋凉后有向愈之机，但缠绵日久者，也会影响小儿身体素质。

三、诊查要点

1. 发热：多数患儿表现为暑季渐渐起病，随着气温上升而体温随之上升，可在38℃～40℃之间，并随着气温升降而波动，发热期可达1～3个月，随着入秋气候转为凉爽，体温自然下降至正常。

2. 少汗或汗闭：虽有高热，但汗出不多，仅在起病时头部稍有汗出，甚或无汗。

3. 多饮多尿：患儿口渴逐渐明显，饮水日增，24 h可饮水2 000～3 000 ml，甚至更多。小便清长，次数频繁，每日可达20～30次，或随饮随尿。

4. 其他症状：病初一般情况良好。发热持续不退时可伴食欲减退，形体消瘦，面色少华，或伴倦怠乏力，烦躁不安，但很少发生惊厥。

5. 实验室检查：除部分患儿周围血相可呈淋巴细胞比例增高外，其他检查在正常范围。

四、 辨证论治

(一)辨证要点

暑伤肺卫：疾病初期起，平素体健者多不见病容，但有发热，口渴多饮，多尿，纳食如常，舌红脉数。

上盛下虚：疾病日久，平素体弱多病，或先天禀赋不足者，除暑热证的典型表现外，还见面色苍白、下肢清冷、大便稀薄。

(二)治疗原则

本病治疗，以清暑泄热、益气生津为基本法则。清暑泄热重在清肺胃、泄内热，宜用辛凉清暑之品，不可过用苦寒，以免化燥伤阴；益气生津应当养肺胃、助中气，需选用甘润之品，不可多用滋腻，以防碍滞；也不可纯用峻补气阳，以免助热。上盛下虚者病位在心肾，肾阳不足，真阴亏损，心火上炎，治应温肾阳、清心火，温下清上，并佐以潜阳。在药物治疗同时可佐以食疗，并须注意避暑降温，必要时可易地避暑，有助康复。

(三)分证论治

1. 暑伤肺胃

症状：入夏后体温渐高，发热持续，气温越高，身热越高，皮肤灼热，少汗或无汗，口渴引饮，小便频数，甚则饮一溲一，精神烦躁，口唇干燥，舌质稍红，苔薄黄，脉数。

证机概要：本证多见于疾病初期或中期。暑气内迫肺胃，耗气伤津。

治法：清暑益气，养阴生津。

处方：太子参60g，五味子30g，黄芪60g，白术800g，西洋参10g，怀山药100g，麦门冬60g，石斛60g，知母60g，黑芝麻50g，胡桃肉100g。

制法：上药除黑芝麻、胡桃肉外，余药加水煎煮3次，滤汁去渣，合并滤液，加热浓缩为清膏，黑芝麻、胡桃肉研碎后，冲入清膏和匀，最后加冰糖 300g 收膏即成。每次 15～30g，每日 2 次，开水调服。

加减变化：

如有口渴欲饮者，加芦根 100 g，天花粉 60g。

如有身有低热者，加地骨皮 60g，青蒿 60g。

如有小便黄赤者，加滑石 100g，竹叶 30g，甘草 10g。

2. 上盛下虚

症状：精神萎靡或虚烦不安，面色苍白，下肢清冷，小便清长，频数无度，大便稀溏，身热不退，朝盛暮衰，口渴多饮，舌质淡，舌苔薄黄，脉细数无力。

证机概要：本证见于病程较长，素体虚弱者。

治法：温补肾阳，清心护阴。

处方：党参 50g，白术 80g，黄芪 50g，苍术 30g，薏苡仁 60g，麦门冬 60g，升麻 40g，葛根 60g，陈皮 50g，神曲 60g，茯苓 60g，莲子肉 100g。

制法：上药除莲子肉外，余药加水煎煮 3 次，滤汁去渣，合并滤液，加热浓缩为清膏，莲子肉炖至熟烂后，冲入清膏和匀，最后加冰糖 300g 收膏即成。每次 15～30g，每日 2 次，开水调服。

加减变化：

如有夜寐易惊者，加生龙骨 150g，生牡蛎 150g。

如有腹部胀满者，加枳壳 60g，莱菔子 45g。

五、 预防调护

(一) 预防

1. 改善居住条件，注意通风，保持凉爽。有条件者室内安装空调或易地避暑。

2. 加强锻炼，预防各种疾病，如泄泻、疳证、肺炎、麻疹等，已病者病后要注意调理，及时恢复健康。

(二) 调护

1. 采用空调、冰块等降低病室温度，使之保持在 26℃～28℃为宜。

2. 饮食宜清淡，注意营养物质的补充，少喝白开水，可用西瓜汁、金银花露等代茶；或以蚕茧、红枣、乌梅煎汤代茶饮；绿豆百合汤清暑热，养肺胃之津。

3. 高热时可适当采用物理降温。常温水沐浴，帮助发汗降温。注意皮肤清洁，防治合并症。

进入新世纪以来，随着医学水平和生活条件的不断改善，人们对待健康的思想观念也随之发生了改变，养生保健的关注度日益提升，"治未病"的观念逐渐深入人心。在这种背景下，膏方以其口感好、服用方便、易于贮存的特点，越来越受到人们的欢迎。膏方以补益为主，兼顾疾病调治，既可冬令进补，又可四季调养，适于妇女、儿童、老年人以及其他亚健康人群滋补养生。在辨证准确、规范制作、得当运用的基础上，合理地使用膏方必能收到保健身体、平衡阴阳、益寿延年的作用。

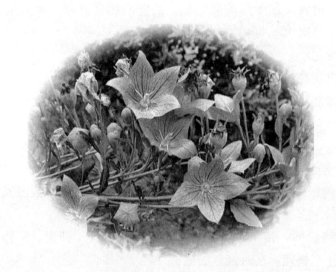